"十二五"国家重点图书出版规划项目

中医优势治疗技术丛书

◆ 总主编 周 然 张俊龙

药 酒

编著 樊凯芳

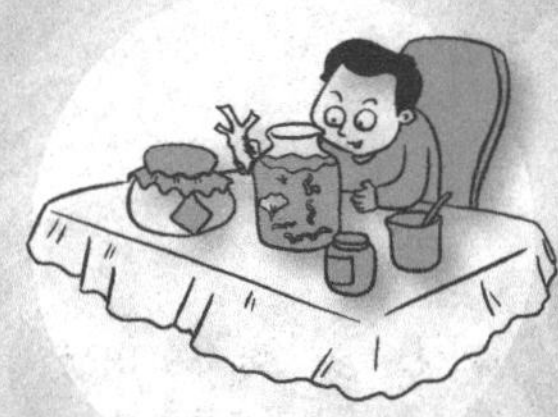

科学出版社

北 京

内 容 简 介

药酒技术是中医独具特色的优势技术，具有简便易行、经济实用的特点。既可治疗疾病，又可强身保健。本书力求重点突出，简便实用，主要介绍了药酒技术的概念、基本原理、制备方法及在近几十种疾病中的具体运用。

本书图文并茂，深入浅出，适用广大基层医生及中医爱好者及家庭自疗者参考。

图书在版编目(CIP)数据

药酒／樊凯芳编著．—北京：科学出版社，2014.6
（中医优势治疗技术丛书/周 然，张俊龙总主编）
ISBN 978-7-03-041188-4
Ⅰ. 药…　Ⅱ. 樊…　Ⅲ. 药酒-配方　Ⅳ. R289.5
中国版本图书馆 CIP 数据核字（2014）第 128321 号

责任编辑：陈 伟 曹丽英／责任校对：彭 涛
责任印制：赵 博／封面设计：王 浩
绘图：北京眺艺企业形象策划工作室

科学出版社 出版
北京东黄城根北街 16 号
邮政编码：100717
http://www.sciencep.com
北京盛通数码印刷有限公司印刷
科学出版社发行　各地新华书店经销
*
2014 年 6 月第 一 版　开本：720×1000 1/16
2024 年 4 月第六次印刷　印张：11
字数：203 000
定价：35.00 元
（如有印装质量问题，我社负责调换）

《中医优势治疗技术丛书》
总编委会

总 前 言

中医学历经几千年的发展，形成了独特的理论体系和完善的治疗技术体系。其治疗技术体系大体分为两类，一为遣方用药。它被作为中医治疗疾病的主体方法。时至今日，我们中医临床工作者诊疗疾病多处方开药，人民群众也多选择服用汤丸膏散等内服药物祛病疗疾。概因理法方药为中医辨证论治体系的高度概括。二为中医优势技术。翻开一部中医学的发展简史，我们不难看到，人们在经历了长期的无数次实践以后，早在新石器时代，就已经会运用针法、灸法、按摩术、止血法这些原始的、朴素的、简单的医疗技术。从砭石到九针，从针刺到药物贴敷，从神农尝百草到丸散膏丹汤饮酒露的制剂技术，从推拿正骨手法到小夹板的应用，这些都是时代的创造、医家的发明，都是当时社会发展条件下的医学领域的领先技术。经过历代医家的不懈努力和探索，这些技术内容丰富、范围广泛、历史悠久，体现了其临床疗效确切、预防保健作用独特、治疗方式灵活、费用比较低廉的特点，传承着中医学的精髓和特色。

这些优势技术或散见于民间，或零散于古籍记录，或濒临失传，面临着传承和弘扬的两大难题。2009 年，国务院出台的《关于扶持和促进中医药事业发展的若干意见》中就强调指出："老中医药专家很多学术思想和经验得不到传承，一些特色诊疗技术、方法濒临失传，中医药理论和技术方法创新不足。"也有专家痛心疾首地指出，"近年来，中医药特色优势淡化，手法复位、小夹板等'简、便、验、廉'的诊疗手段逐渐消失或失传。"由此可见，传承、发展并不断创新中医技术迫在眉睫、刻不容缓。

近年来的医改实践证明，中医药在满足群众医疗保健需求、减缓医药费用上涨、减轻患者和医保负担等方面发挥了很好的作用，缓解了群众看病就医问题，放大了医改的惠民效果。人民群众对中医药感情深厚、高度信赖，中医药作为一种文化已经深深地渗入中国百姓的日常生活当中。中医的一些技术特别是非药物方法，普通百姓易于接受、也易于掌握使用，可获得性强，适用于广大人民群众的养生保健和疾病治疗，很多人自觉不自觉地运用中医药的理念和优势技术进行养身健体、防治疾病。

传承和发展中医药技术是每一名中医药人的使命担当。正如国医大师邓铁涛教授所说："中医之振兴，有赖于新技术革命；中医之飞跃发展，又将推动世界新技术革命"。我们山西中医学院将学科发展的主攻方向紧紧锁定中医药技术创新，不断深化学科内涵建设，凝练学科研究方向，组建优势技术创新研发团队，致力于中医药技术的研究、开发、规范制定和应用推广，以期推动中医药技术的创新和革命，为人民群众提供更多的中医药技术储备和技术应用。

因此，我们组织既有丰富临床经验，又有较高理论素养的专家学者，编写了这套《中医优势治疗技术丛书》。丛书以中医优势治疗技术为主线，依据西医或中医的疾病分类方法，选取临床上常见病、多发病为研究对象，突出每一种优势技术在针对这些常见病、多发病治疗时的操作规程，旨在突出每一项技术在临床实践中的知识性、实用性和科学性。

这套丛书既是国家"十二五"科技支撑计划分课题"基层卫生适宜技术标准体系和评估体系的构建及信息平台建设研究和示范应用"、国家中医药管理局重点学科"中医治疗技术工程学"和山西省特色重点学科"中医学优势治疗技术创新研究"的阶段性研究成果，也是我们深入挖掘、整理中医药技术的初步探索，希望能够指导基层医疗卫生机构和技术人员临床操作，方便中医药技术爱好者和家庭自疗者参考使用。

2014年3月

目　录

上　篇　药酒技术概论

下　篇　药酒技术的临床应用

上篇

药酒技术概论

1 药酒技术的学术源流

1.1 药酒的定义

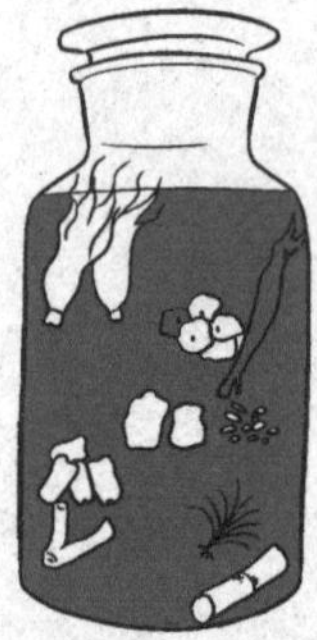

药酒是我国民间的一种独特疗法，是指用酒作为主要溶剂，再加入具有滋补、保健及治疗作用的食物、药物，经过一段时间的浸泡后服用，以达到防治疾病、保健强身、抗衰益寿功效的一种疗法。

1.2 药酒技术的历史沿革

酒，这一日常生活之饮品，早在远古时代，就被用于人体保健、防治疾病了，故有“酒为百药之长”之说。这是因为酒不仅能把一些水所不能浸取出来的药物有效成分浸泡出来，而且其本身有防治疾病的作用。它有通血脉、养脾气、厚肠胃、祛寒气、润皮肤、行药势等功效。

上古时，人们用五谷酿酒，但多备而不饮，偶患疾病，服酒医治；中古时，酒已成一种常用的保健饮品和治病药物；到了春秋战国时期，人们已经知道在酒内浸泡某些药物，对人体保健、防治疾病的效果更好。先秦时期，医学经典著作《黄帝内经》中有取醪醴（即酒）祛病邪的记载。东汉时期，张仲景《伤寒杂病论》中载药酒 3 方，为瓜蒌薤白白酒汤、黄芪芍药桂枝苦酒汤和红蓝花酒，分别用于胸痹、黄汗和妇人血气腹痛。自此以后，随着我国酿酒事业的发展和医药学的不断进步，人们便有意将各种滋补药物、食品与谷物一起酿酒或用这些药物或食品来浸酒，从而形成了药酒这一类方剂，其应用日趋广泛。

唐宋时期，运用滋补药酒保健强身、延年益寿已发展到了一定水平，并产生了较多配伍合理、制法严密的滋补酒方。唐朝著名医家孙思邈《千金方》中收载有较多保健祛病、延年益寿的补益酒方。宋代官方编纂的《太平圣惠方》中设药酒专节，其中记载了具有保健强身的滋补酒方30余个。

宋代养生学家陈直所著的《养老奉亲书》中还记载了一些适合老年人饮用的补酒，用药温和，着重于保健，对后世补益酒的发展具有一定的启迪作用。明清两朝，随着印刷业的发展，出现了众多的药物专著和食疗专著，促进了滋补酒的发展和流传。如在《普济方》、《奇效良方》、《医部全录》、《本草纲目》、《饮食辨录》、《随息居饮食谱》等医书中，均记载了不少滋补药酒方，为保健药酒的研究和运用提供了珍贵资料。此外，清代御医还对药酒的服用方法、原理和疗效均有详细的研究记载。时至今日，药酒不断推陈出新，更主动迎合人们追求品味、注重医疗和保健多重功效的要求，在酒类市场上愈来愈受欢迎。

2　药酒技术的基本原理

2.1　中医理论原理

药酒是中药与酒相结合的产物，是将中药按比例浸泡在度数适宜的酒中，经由一定的工艺制备得到的，也有在酿酒过程中加入中药酿制而成的。由于酒可以浸出中药的有效成分，自身还具有畅通血脉、活血化瘀、祛风散寒、消食养胃等功效，同时加入具有滋补、保健及治疗作用的食药物，使中药的药性借助酒的力量作用于身体的相关部位，通过养血、补血、和血、散寒，引药上行、辅助药力、增强药效等作用起到祛邪治病、养生强身的作用。因此，药酒既有酒的功能，又有药物的疗效，二者相得益彰，是预防疾病、保健养生的佳品，自古以来就受到人们的青睐，绵延数千年至今不衰。

2.2　现代医学原理

现代研究认为，酒中的乙醇能被人体氧化成乙醛，然后氧化成乙酸。这种氧化过程可促使体内血液流动加快，脉搏加速，呼吸加快。因此，适量饮酒，可促进人体胃肠分泌，帮助消化，加强血液循环，增加细胞活力，营养肌肤，解除疲劳，增加体温。国外一些科学家经实验认为，适量饮酒，可增加血中高密度脂蛋白，减少低密度脂蛋白，而低密度脂蛋白是动脉粥样硬化斑块中胆固醇的主要供给者。通过适量饮酒，使血液中高密度脂蛋白增加，可与低密度脂蛋白竞争血管壁中平滑肌细胞浆膜上的受体，进而抑制动脉粥样硬化斑块的形成。近年来，一些国家的科研人员经研究发现，每日饮服一定量的酒，除能预防冠心病，减少死亡外，还可预防一些癌症的形成。这些均说明了适量饮酒，确实对人的身体有很好的保健作用。

酒又是一种良好的半极性溶媒，其主要成分乙醇，有良好的穿透性。大部分水溶性物质，或水不能溶解，需要非极性溶媒溶解的某些物质，均可溶于乙醇中。所以酒易进入中药材组织细胞中，可以将中药材里的大部分各种不同有机物质溶解出来，更好地发挥药物原有的治疗作用。服用后，药借酒力，酒助药势，相得益彰，可使药物疗效得以最大限度地发挥。另外，药物酒渍不易腐坏，便于保存，饮用方便。这就是药酒受到历代医家重视和广大群众欢迎的原因。

3 药酒技术的制备

3.1 药酒制作前的准备工作

无论专业厂家或家庭配制药酒，在制作药酒前，都要做好以下几项准备工作：

1）严格卫生要求，保持场所清洁。配制药酒的场所要做到“三无”，即无灰尘、无沉积、无污染。同时配制人员亦要保持清洁，闲杂人等一律不准进入场地。

2）要根据自身生产条件制作适宜药酒。每一种药酒，都有不同的配方和制作工艺要求，所以不是每个专业厂家，更不是每个家庭可以配制的，要根据自身生产条件，配制技术而定。如家庭自制药酒，首先要选择适合家庭制作的药酒配方，并不是所有药酒配方都适宜家庭制作，例如有毒副作用的中药材需经炮制后才能使用；如果对药性、剂量不甚清楚，又不懂药酒配制常识，则需请教中医师、中药师，切忌盲目配制饮用药酒。

3）配制药酒的酒和中药材，要选取正宗成品，切忌用假酒伪药，以免造成不良后果，妨碍健康或影响治疗效果。配制药酒，一般宜用优质高度白酒（或中低度白酒或其他酒类，按需要而定）。但是，现在市售的白酒中不时会有假冒伪劣产品出现，应当引起注意，如假酒中的甲醇对人体危害相当大。因此，选用白酒配制药酒，一定要辨清真伪，切忌用假酒配制。按配方选用中药，一定要选用上等正宗中药材，切忌用假冒伪劣药材；对于集市贸易出售的中药材，要先认准后再购，不可轻信商贩之言。即使自行采购的鲜药、生药往往还需要先按规定要求加工炮制。对于来源于民间验方中的中药，首先要弄清其品名、真假，要防止同名异物而造成用药错误。

4）准备好基质用酒。目前用于配制药酒的酒类，除白酒外，还有医用酒精、黄酒、葡萄酒、米酒和果露酒等多种，具体选用何种酒，要按配方需要和疾病而定。

5）制备药酒的中药材，事先都要切成薄片，或捣碎成粗颗粒状。凡坚硬的皮、根、茎等植物药材可切成 3mm 厚的薄片，草质茎、根可切成 3cm 长碎段，种子类药材可以用棒击碎。同时在配制前，要将加工后的药材洗净（防止污染杂质)、晾晒。

6）要准备好配制药酒用的容器和加工器材及封容器口等一切必备材料。容器大小要按配制量而定。

7）要熟悉和掌握配制药酒常识及制作工艺技术。

3.2　药酒制作工具

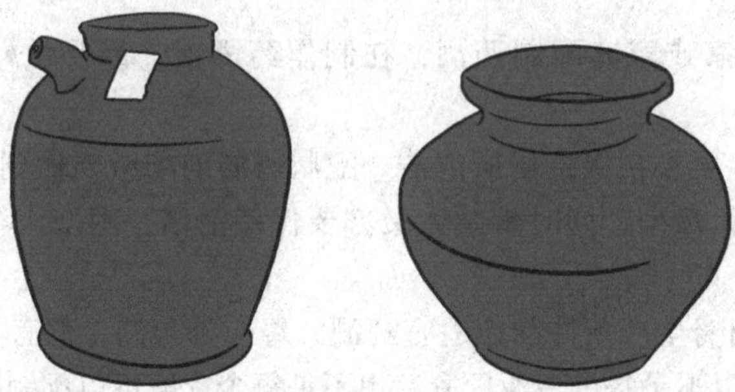

按照中医传统的习惯，煎煮中药一般选用砂锅，这是有一定科学道理的。一些金属如铁、铜、锡之类的器皿，煎煮药物时容易发生沉淀，降低溶解度，甚至器皿本身与药物及酒发生化学反应，影响药性的正常发挥。所以配制药酒要用一些非金属的容器，诸如砂锅、瓦坛、瓷瓮、玻璃器皿等。

3.3　药酒制作方法

3.3.1　药酒制作方法的历史发展

药酒制作法，古人早有论述，如《素问》中有“上古圣人作汤液醪醴”，“邪气时至，服之万全”的论述，这是药酒治病的较早记载。东汉张仲景的《金匮要略》中收载的红蓝花酒所采取的煮服方法，则类似于现代的热浸法。唐代孙思邈的《千金要方》则较全面地论述了药酒的制法、服法，“凡合酒，皆薄切药，以绢袋盛药内酒中，密封头，春夏四五日，秋冬七八日，皆以味足为度，去渣服酒……大诸冬宜服酒，至立春宜停。”又如《本草纲目》记载烧酒的制作用蒸馏法，“用浓酒和糟入甑，蒸令气上，用器承取滴露，凡酸坏之酒，皆可蒸烧，……和曲酿瓮中七日，以甑蒸取，其清如水，味极浓烈，盖酒露也。”此种操作方法即与现代基本相同。此外，《本草纲目》还对冷浸法加药酿制及传统热浸法等制作药酒的方法及操作要法，均作了比较详细的说明。根据历代的医药文献记载，古人的药酒与现代药酒具有不同的特点，一是古代药酒多以酿制酒的药酒为主，亦有冷浸法、热浸法；二是基质酒，多以黄酒为主，而黄酒性较白酒缓和。现代药酒，则多以白酒为溶媒，含酒精量一般在50%～60%，少数品种仍用黄酒制作，含酒精量在30%～50%，制作方法为浸提法，很少有用酿造的。对于不善于饮酒的人来说或因病情需要，也可以采用低度白酒、黄酒、米酒或果酒等基质酒，但浸出时间要适当延长，或浸提次数要适当增加，以保证药物中有效成分的浸出。制作药酒时，通常是将中药材浸泡在酒中，经过一段时间后中药材的有效成分溶解在酒中，经过过滤去渣后即可饮用。

3.3.2 药酒的具体制作方法

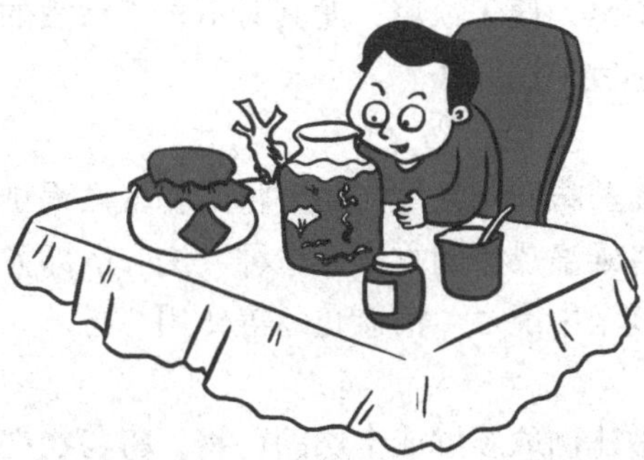

（1）冷浸法

根据病情需要，将所需药物或食物按处方用量进行调配后，将物料择净洗洁沥干，切片或粉碎后，投入到预先准备的器皿内，按比例兑入优质白酒或黄酒，密封浸泡，浸泡期间，经常振摇或翻动药物，贮存一段时间，或三五天，或数月，典籍中亦有浸泡一天时间者。一般来说，新鲜药物时间可适当短些，具有一定毒性的药品或干燥品浸泡时间可长些，短者半月，长者可达半年以上，待药物中的有效成分充分溶出，药性与酒性充分融合时，将酒汁滤出，每天服数次，每次服适量，此种方法操作方便，容易掌握，故最常为大众所接受。

（2）热浸法

热浸法是一种古老而有效的制作药酒的方法。通常是将中药材与酒同煮一定时间，然后放凉贮存。此法既能加快浸取速度，又能使中药材中的有效成分更容易浸出。但煮酒时一定要注意安全，既要防止酒精燃烧，又要防止酒精挥发。因此也可采用隔水煮炖的间接加热方法。此法适宜于家庭制作药酒，其方法是：将中药材与酒先放在小砂锅内，或搪瓷罐等容器中，然后放在另一更大的盛水锅中炖煮，时间不宜过长，以免酒精挥发。此时一般可于药面出现泡沫时离火，趁热密封，静置半月后过滤去渣即得。工业生产时，可将粗碎后的中药材用纱布包好，悬于白酒中，再放入密封的容器内，置水浴上用40～50℃低温浸渍3～7天，也可浸渍2次，合并浸液，放置数日后过滤即得。此外，还可在实验室或生产车间中采用回流法提取，即在浸药的容器上方加上回流冷却器，使浸泡的药材和酒的混合物保持微沸，根据不同的中药材和不同的酒度，再确定回流时间。回流结束后即进行冷却，然后过滤即得。

（3）煎煮法

此法必须将中药材粉碎成粉末，全部放入砂锅中，加水至高出药面约10cm，浸泡约6小时，然后加热煮沸1～2小时，过滤后，药渣再加水适量复煎1次，合并两次药液，静置8小时后，再取上清液加热浓缩成稠膏状，待冷却后，再加入等量的酒，混匀，置于容器中，密封，约7天后取上清液，即成。煎煮法用酒量较少，服用时酒味不重，便于饮用，尤其对不善于饮酒的人尤为适宜。但含挥发油的芳香性中药材不宜采用此法。

（4）煮酒法

此法将药物按所需药味和用量配制后，将药物置煮锅中，加入酒或酒、水各适量，对药物进行煎煮乘温热服的方法。这种方法一般即煮即饮，药性温和，可加快药力的宣散，达到温中散寒、活血止痛等作用。

（5）酿酒法

此法即根据需要按比例取新鲜或干燥的药物，将药物洗净沥干后，鲜者可捣取汁，干者可将药物粉碎后，加水煎取药汁，将药汁过滤后与蒸熟的糯米饭拌匀，待其变凉后加入酒曲，甘味补益药物还可将药物捣碎后，直接与糯米同煮，同置器皿中如酿甜酒法让其发酵，至酒香味甜时，即可取出饮用，此法所制药酒既有酒醴的香甜，又有药物成分而具备治疗作用，药借酒力、通行全身，故其疗效可靠，又因其乙醇度不高，而具有补益气血作用，广泛适合各类人员服用。但因其酿制工艺技术要求较高，不易掌握，稍不注意酒即变老发酸，有一定酿制经验的人酿制才易达到质量要求，故此种制法虽受大众欢迎，但因条件所限，目前不及上述浸酒法广泛被大众所采用。

（6）淋酒法

将药物经炒制或蒸熟后，用酒淋洗，可淋洗一遍，亦可淋洗数遍，然后去滓取酒饮用，如《本草纲目》中豆淋酒法等。

（7）渗滤法

渗滤法适用于药厂生产。先将中药材粉碎成粗末，加入适量的白酒浸润2～4小时，使药材粗粉充分膨胀，分次均匀地装入底部垫有脱脂棉的渗滤器中，每次装好后用木棒压紧。装完中药材，上面盖上纱布，并压上一层洗净的小石子；

以免加入白酒后使药粉浮起。然后打开渗滤器下口的开关，再慢慢地从渗滤器上部加进白酒，当液体自下口流出时关闭上开关，从而使流出的液体倒入渗滤器内，继续加入白酒至高出药粉面数厘米为止，然后加盖，放置24～48小时后打开下口开关，使渗滤液缓缓流出。按规定量收集滤液，加入矫味剂搅匀，溶解后密封，静置数日后滤出药液，再添加白酒至规定量，即得药酒。

4 药酒的用法和使用原则

4.1 药酒的用法

(1) 内服

根据疾病性质的不同和药酒的性质、浓度的不同，每日饮用一定数量的药酒，可每日饮酒1次，亦可1日饮酒数次。

(2) 外用

根据不同的病情和外用药酒的功效、性质、在体表患处或一定部位，运用涂、擦、洗、泡等外治方法进行治疗。

4.2 药酒使用原则

(1) 辨证服用

中医治病讲究辨证施治，譬如同样是感冒，中医就分为风寒表证、风热表证等，各自的治法也不一样，这就是辨证施治的特点。

药酒的使用，也应根据中医的理论，进行辨证服用，尤其是保健性药酒，更应根据自己的身体状况选择服用。因为，一般治病的药酒，大都功能主治比较明确，而且患者也总是在经过医生明确诊断后再选择服用。保健性药酒，由于多以补益强身为主，因而对选择不够重视，若使用不当，易产生不良后果。所以服补益药酒前，必须先弄清自己的体质状况。

一般中医将身体虚弱者分为气虚、血虚、阳虚、阴虚四大类。通常气虚主要表现为身体虚弱、面色苍白、呼吸短促、四肢乏力、头晕、动则汗出、语声低微等。血虚主要表现为面色不华、唇舌爪甲色淡无华、头目眩晕、心悸怔忡、神疲乏力、形体瘦怯，或手足麻木、关节屈伸不利，或两目干涩、视物昏花等。阳虚主要表现为畏寒肢冷、面色㿠白、大便溏薄、小便清长、脉沉微无力等。阴虚主要表现为五心烦热或午后潮热、盗汗、颧红、消瘦、舌红少苔等。

当然，进一步还可按脏腑辨证的原理，分成脾气虚、心阳虚、肾阳不足等。此外，辨证时还需注意分清真假虚实。所以，虚证同样也应当根据医生诊断，确诊性质，随后选方服用合适的药酒。

补益药酒的配方制备要遵循中医辨证施治的原则，体虚服用者也必须根据这一原则，针对自己的体质状况，选择服用。

(2) 限量服用

由于药酒中含有一定量的乙醇，摄入过多，会损害人体健康。所以必须正确使用，才能充分发挥药酒的功效，避免其危害人体。

长期过量饮酒会损害健康，甚至带来严重后果，这已得到公认。长期过量饮酒会使脂类代谢发生障碍，造成肝内脂肪堆积，导致酒精性肝硬化。还会损害胃黏膜和小肠的超微结构及吸收功能，使硫胺素、维生素 B_{12}、叶酸等吸收减少，导致营养不良和贫血。乙醇还是一种致畸因素，它可以通过胎盘屏障从母体进入胎儿体内，影响胎儿脑细胞发育及组织器官的细胞发育，造成胎儿发育迟缓、畸形及智力发育障碍。乙醇对神经系统来说，又是一种麻醉剂，小剂量可使大脑抑制功能减弱，大剂量可麻痹延脑的生命中枢，从而产生危险。慢性酒精中毒，还会造成精神错乱，记忆力、学习能力减退等。长期过量饮酒，易损害心脏，引起以左心房肥大为主的心脏增大及多种心功能异常。

可见，过量地摄入乙醇是有害的，为了寻找一个对肝脏安全的饮酒量，有人根据大量的病理资料研究了乙醇消耗量与肝损害的关系，每日饮酒量，以相当于每 1 kg体重饮服 1g 乙醇量为避免肝损害的安全量上限。若饮酒量超过每 1 kg体重 2.5g 乙醇量，肝损害率就会显著升高。根据这个上限，相当于 60 kg体重的人，每日饮白酒 100g，为了安全，乙醇的每日摄入量须限制在 45g 以下。

因此在饮用药酒时，可以参照以上，根据药酒度数，限制每日的摄入量。一般人每次可饮用药酒 10 ~ 30ml。每天饮用 2 ~ 3 次。或根据病情及所用药物的性质和浓度而调整。总之饮用不宜过多，应按要求而定。

(3) 因人而异

服用药酒也须因人而异。若平时习惯于饮酒者，服用药酒量可以比一般人略多一些，但也要掌握分寸，不能过量。不习惯饮酒的人，在服用药酒时，可以先从小剂量开始，逐步增加到需要服用的量，也可以冷开水稀释后服用。

对于女性来说，在妊娠期、哺乳期一般不宜使用药酒。在行经期，如果月经正常，也不宜服用活血功效较强的药酒。

就年龄而言，年老体虚者因新陈代谢较缓慢，服用药酒时可适当减量；相反，青壮年由于新陈代谢相对旺盛，用量相对多一些；对于儿童来说，其大脑皮层生理功能尚不完善，身体各器官均处于生长发育过程中，容易受到酒精的伤害，且年龄小的幼儿，酒精中毒的机会多。酒精对儿童组织器官产生损害更为明显，使儿童记忆力减退，智力发育迟缓。因此，儿童一般不宜服用药酒，如病情需要，也应注意适量，或尽量采用外用法。

此外，有肝脏病、高血压、心脏病及酒精过敏者，都应当禁用或慎用药酒。

（4）因时而异

饮用药酒以秋冬凉爽或寒冷季节为宜，夏日炎炎，不宜饮用药酒等温热火燥之品，应当停饮。春季春阳出生，万物萌发，春气所攻则精神昏倦、宿病发动，故而药酒可停饮或适当减量饮用。

（5）服用时间

为充分发挥药酒的功力，减少副作用，在服用的时间上要注意以下几种规定：饭前服，指饭前一小时内服用，是为了使药物在空腹时能迅速、充分地由胃肠吸收，发挥效力。饭后服，指在饭后 30 分钟内饮用，可减轻食物对药酒吸收的影响。睡前服，指在睡前 30 分钟内服用，这样一来安神催眠，二来可充分发挥药效。滋补性药酒也可在就餐时服用，边饮酒边吃菜慢慢享用。

（6）其他

用于治疗的药酒，应病愈即止；补性药酒，也要根据服用者的身体状况少量饮用，不可过量。饮用药酒时，应避免不同治疗作用的药酒交叉服用，以免影响治疗效果。

5 药酒技术的适应证与禁忌证

5.1 适应证

药酒具有“药食同用”的特点，具有治疗和保健的作用。药酒的适用范围较为广泛。简而言之，主要适用于：

1）治疗疾病。药酒能治疗之疾病甚多，凡内科、妇科、儿科、骨伤科、外科、皮肤科、眼科和耳鼻喉科等各科200多种常见病、多发病和部分疑难病症均可疗之，无论急性疾病，还是慢性疾病均适用，而且疗效显著。

2）预防疾病。由于药酒有补益健身之功，能增强人体的免疫功能和抗病能力，防止病邪对人体的侵害，故能预防疾病而免于发病。

3）美容润肤，保护人体的外在美观。常服美容保健酒，可促进人体新陈代谢，使人的皮肤色泽红润，弹性增加，具美容养颜、祛斑抗皱之显著效果。

4）养生保健，益寿延年。坚持服用保健药酒，能保持人的旺盛精力，延长人的寿命，对年老体弱者尤为适用。

5）能作病后调养和辅助治疗，促进病体早日康复。

5.2 禁忌证

酒助药势，药添酒香。药酒既有它的适用范围，亦有它的禁忌一面。“水能载舟，亦能覆舟”，药酒与健康的关系，正如古训这一哲理。适宜者饮之则受益，反之则受害；适量饮之则受益，过量饮之则受害。应当切记药酒禁忌。

1）有严重肝、肾功能不全患者忌饮酒。

2）大出血病人忌饮酒。

3）对酒精过敏者忌服。

4）西药中某些化学成分能溶解在酒中，与酒同服则发生化学反应而影响药效，或使其发生毒副反应，故在服用西药期间不要饮酒。

5）急性传染病或高热患者不宜饮高度酒。

6）精神病患者不宜饮高度酒。

7）中医辨证属阴虚火旺证型，证见口干舌燥，五心烦热，颧红盗汗者不宜服用高度酒。

8）盛暑高热季节不宜饮高度酒。

9）胃病患者和空腹时不宜饮高度酒，避免乙醇过量对胃产生刺激而损害胃黏膜。

10）孕妇、乳母和儿童不宜饮用药酒。

11）慢性肾炎、慢性肾功能不全、慢性结肠炎和肝炎、肝硬化、消化系统溃疡、浸润性或空洞型肺结核、癫痫、心脏功能不全、高血压等患者禁饮药酒。

12）遇有感冒、发热、呕吐、腹泻等病症时，要选用适应病情的药酒，不宜饮用滋补类药酒。

13）凡规定外用的药酒，禁内服。如雄黄酒只能外用杀虫，不宜内服。

6 药酒技术的优势与注意事项

6.1 优势

(1) 药食结合，养生疗疾

酒，是古今中外人类饮食文化中不可缺少的一种饮料。常饮药酒，使人们在品味美酒享受人生的同时，又能达到养生保健或治疗愈疾的目的。这样，既避免了煎药服用的不便，又免除了“良药苦口”的烦恼，不亦乐乎！

(2) 配制简便，适应面广

药酒配制简便，容易掌握，适合于普通家庭制作。药酒配方保留了汤剂的灵活性，可以根据每个饮用者的具体情况加减调整配方，以适应个体需求。药酒可供内服，也可供外用，可用于治疗疾病，也可供养生保健之用，适应面广。

(3) 成分易溶出，提高疗效

酒是一种有机溶媒，其主要成分为乙醇，具有良好的穿透性，易于进入药材组织细胞中，可以把药材中大部分水溶性物质，如生物碱、盐类、苷类等，以及水不能溶解，需要用非极性溶媒溶解的有机物质，如树脂、挥发油、内酯、芳香烃类化合物等溶解出来。酒本身也有一定的药用价值，能“通血脉”、“行药势”，《汉书》称“酒为百药之长”。药酒利用酒这一特性，将药物与酒结合起来，把药物的保健与治疗作用，通过药酒这种形式充分发挥出来。服用药酒后，人体还可借助酒“通血脉”、“行药势”之力，增加机体对药物的吸收，促进药物疗效的迅速发挥。

(4) 服用方便，易于保存

药酒，既可以起到同汤剂一样的效果，甚至更好，又不必像服汤剂那样需要天天煎煮，可随时服用，十分方便。而且酒具有防腐、消毒作用，当药酒含乙醇40%以上时，可延缓许多药物的水解，增强药剂的稳定性。所以，药材浸泡在酒中久渍不易腐败，长期保存不易变质，这较为适合年老体弱者及慢性病患者长期服用。

6.2 注意事项

(1) 服用某些西药时不宜服药酒

1）服用巴比妥类中枢神经抑制药并大量饮酒，会引起严重的中枢抑制。当饮用了中等量的酒并同时服用镇静剂量的巴比妥类药物，就会引起明显的中枢抑制，使病人的反应能力低下，判断及分析能力下降，出现明显的镇静和催眠效果，如饮酒量再大，可导致昏迷。

2）精神安定剂氯丙嗪、异丙嗪、奋乃静、安定（地西泮）和抗过敏药物扑尔敏（氯苯那敏）、苯海拉明等如与酒同用，对中枢神经亦有协同抑制作用，轻则使人昏昏欲睡，重则使人血压降低，发生昏迷，甚至出现呼吸抑制而死亡。

3）在服用单胺氧化酶抑制剂时，人体内许多酶的活性会受到抑制。此时饮酒会因人体分解酒精的酶系统受抑制而使血液中的乙醛中毒，出现恶心、呕吐、头痛、血压下降等反应。酒精还有诱导增加药物分解酶的作用，可使抗凝血药的作用时间缩短。

4）乙醇对凝血因子有抑制作用，会使末梢血管扩张，故药酒与抗凝血药不宜同时服用；乙醇的药酶诱导作用可使利福平分解加快，对肝脏的毒性增强；还可使苯妥英钠、氨基比林等药物的分解加快，从而降低这些药物的作用。

5）糖尿病人服药期间宜戒酒。因为少量的酒即可使药酶分泌增多，使降血糖药物胰岛素、优降糖（格列本脲）等药物的疗效降低；大量饮酒会抑制肝脏中药酶的分泌，使降糖药的作用增强，导致严重的低血糖反应，甚至昏迷死亡。

6）心血管疾病患者服药时宜戒酒，以免出现严重的不良反应。服用硝酸甘油的患者，如果大量饮酒会引起肠胃不适，血压下降，甚至会发生昏厥。

7）高血压患者如果既饮酒又服用胍乙啶、氯噻酮等利尿药，均会引起直立性低血压。服用优降宁（帕吉林）时反应更为严重，会出现恶心、呕吐、胸闷、呼吸困难等，甚至会出现高血压危象。

8）酗酒会增加和诱发多种药物的毒副作用，酗酒者会发生酒精性肝炎，如再服用甲氨蝶呤会干扰胆碱合成，加重肝损伤，使谷丙转氨酶升高，引起肝昏迷和呼吸抑制。

9）乙醇和阿司匹林都能抑制胃黏膜分泌，增加上皮细胞脱落，并破坏胃黏膜对酸的屏障作用，阻断维生素 K 在肝脏中的作用，阻止凝血酶原在肝脏中的形成，引起出血性胃炎，促使胃出血加剧或导致胃穿孔等严重后果。

10）酒与磺胺类药物同用会增强酒精的精神毒性。而灰黄霉素与酒同用则易出现情绪异常及神经症状。酒与地高辛等洋地黄制剂同用，可因酒精降低血钾浓度的作用，使机体对洋地黄药物的敏感性增强而导致中毒。

（2）某些疾病忌饮酒过多

1）肝脏患者忌多饮酒。因为肝炎病人的肝功能不健全，解毒能力降低，饮酒会使酒精在肝脏内积聚，使肝细胞受损伤而进一步失去解毒能力，加重病情。慢性肝炎患者继续饮酒会导致慢性酒精中毒和肝硬化，酗酒者中约有 10% 会出现肝病。女性酗酒，即使饮酒量少于男子，发生肝硬化的时间也早于男子，危害更严重。饮酒者比不饮酒者的肝癌发生率高12倍以上。酒精还是胃蛋白酶的抑制剂，妨碍人体对蛋白质的摄取，影响消化吸收。长期饮酒者一旦出现类似肝炎的症状，如肝区疼痛、上腹部不适、疲乏无力、消化不良、贫血、蜘蛛痣、肝掌、神经炎、睾丸萎缩等，应首先考虑为酒精性肝病。目前，尚无特殊疗法，应彻底戒酒，适当休息，注意饮食，并服用保肝药物。

2）高血压病人忌多饮酒。研究人员发现，收缩压和舒张压均随着饮酒量的增多而逐步升高，血压升高愈大，其心、脾、肾等重要器官的并发症也愈多，其寿命愈短。大量饮酒者的血压明显高于不饮酒者，如停止饮酒可使血压回降，重新饮酒则血压回升。长期饮用含大量酒精的饮料对高血压及并发症起着重要作用。饮酒引起的高血压并发症中尤以脑血管疾病最为常见，其死亡率是不常饮酒者的3倍。长期饮酒者实际上处于一种间隙性酒精戒断状态，停止饮酒后伴有血液肾上腺素和去甲肾上腺素等儿茶酚胺类物质的浓度升高，正是这类物质可使血压升高。在对饮酒的和不饮酒的高血压患者给予同样治疗后，饮酒者的舒张压不易控制，而不饮酒的人的高血压症状容易控制，因此高血压患者宜戒酒，服用治疗药酒也应适量。

3）冠心病人忌饮酒过多。大量饮酒会减少脂肪作为热能的消耗，使低密度脂蛋白和甘油三酯的血浓度增加，却同时阻碍了高密度脂蛋白的合成，增加了胆固醇在血管壁上的沉着。体内对极低密度脂蛋白的处理主要依靠脂蛋白脂肪酶的作用，大量饮酒会使酶的活性受抑制，从而增加了动脉粥样硬化的发病率。但每天规律性地少量饮酒的冠心病患者的冠状动脉狭窄程度会有所减轻，血液中高密度脂蛋白的含量升高，冠心病症状缓解。少量饮酒虽能减少动脉粥样硬化的危险，但不能因此而开怀痛饮。因为一次饮白酒150～200ml，可引起严重的冠状动脉痉挛所致的心绞痛。长期过量饮酒还可使血液中的脂肪物沉积在血管壁上，使管腔变小，造成心肌营养不良，心脏扩大，心肌肥厚，继而促进心率增加，心肌收缩功能减退。从而出现心律失常，在酒精中毒性心脏病晚期还常见进行性心脏衰竭，故冠心病患者饮酒的量要少饮为宜。

4）中风（卒中）后遗症患者忌饮酒过多。酒精有直接导致心律失常作用，可引起心律失常或心肌病，以心房颤动最为多见。酒精引起的心房颤动和心肌病可使心脏输出的血量减少，造成附壁血栓形成，引起心源性脑栓塞。酒精还可引起强烈的血管反应，造成血压变化无常。酗酒引起的血管麻痹，使其舒缩功能障碍、导致血压急剧变动，如果血压下降过多过快，容易造成心脏和脑部供血不足，加上酒后定向力障碍和步态蹒跚，容易晕倒，造成颅外伤，使得脑血管破裂。酗酒也会使交感神经兴奋，可使新陈代谢增强，心跳加快，血压升高，容易引起血管破裂。酗酒后的急性酒精中毒还可使体内凝血机制激活，促进血小板聚集而使血液黏度增高，血流速度减缓，容易诱发血栓形成。如果饮酒者同时伴有高血压动脉硬化，糖尿病等病症以及吸烟这一危险因子存在，则中风发生率将会提高，而且发病也比不饮酒者为早。因此，节制饮酒则可降低中风的危险性。

5）骨折后忌饮用药酒，有助于骨折的早日愈合，但忌大量饮酒活血。有些人认为，骨折后大量饮白酒或药酒活血，可以起到活血作用，有利康复。其实，这是一种误解，因为骨折后饮酒过多，会损害骨骼组织的新陈代谢，使其丧失生长发育和修复损伤的能力。同时，酒精还能影响药物对骨骼的修复作用。因而骨折后不能饮酒过多，否则对骨折的愈合是十分不利的。但少量饮用药酒，则有助于骨折的早日愈合。

（3）育龄夫妇忌饮酒过多

适量饮酒使人感觉松弛，失去焦虑，行为放松，并引起性兴奋；过量饮酒进入麻醉期后则破坏性行为，并抑制性功能。急性酒精中毒会抑制性功能，而慢性酒精中毒也可影响性欲，并伴有内分泌紊乱，在男性方面表现为血中睾酮水平降低，引起性欲减退，精子畸形和阳痿，这是因为酒精严重损害了睾丸的间隙细胞，使其不能正常地分泌雄激素和产生精子。如这种受酒精损伤的精子与卵子结合，所发育成形的胎儿出生后智力迟钝，发育不良，愚顽，且容易生病。孕妇饮酒对胎儿影响更大，即使微量的酒精也可直接透过胎盘屏障进入胎儿体内，影响胎儿发育，妊娠饮酒可导致胎儿酒精综合征的发生，患儿80%以上为小儿畸形，并常有易怒、震颤、听觉过敏和吸吮反应低下等表现。胎儿酒精综合征在产前产后皆发育不良，严重者可导致流产或死胎。调查表明：孕妇妊娠初期饮酒的危害更大，极易引起胎儿酒精综合征。即使怀孕前一周内适量饮酒也会抑制胎儿的生长，使新生儿体重显著减轻。所以，育龄夫妇不宜多饮酒，只有患了不孕症和不育症的育龄夫妇可以考虑服用对症的药酒进行治疗。

（4）饮酒忌成瘾

适量饮酒是人生一种乐趣，但嗜酒成癖则是由于长期或大量饮酒所致的一种精神障碍。一次大量饮酒可引起精神紊乱，失去控制力等，在临床上称之为急性酒精中毒。而慢性酒精中毒则是由于长期饮酒引起的一种中枢神经系统的严重中毒，表现出人格改变和智能衰退逐渐加重，自私孤僻，不修边幅，对人漠不关心，精神不稳，记忆力减退，性功能下降，震颤等征象。科学试验证明：当人体中的酒精浓度达到0.03%～0.05%时即可表现出欣快和动作增多；达到0.06%～0.1%时兴奋加重，称之为轻度醉酒；达到0.2%时为中度醉酒，表现出步行困难，言语含糊；达到0.3%～0.5%时可出现共济失调、知觉障碍、昏迷或死亡。酒精中毒者容易继发肝性脑病和烟酸缺乏性脑病等。酒精中毒的发生不仅会严重损害个人健康，而且困扰人的精神活动。酗酒可以使体内淋巴细胞减少，还直接抑制自然杀伤细胞的活力，并通过干扰巨噬细胞的应激性和吞噬能力而减弱网状内皮系统的功能；从而使机体出现免疫障碍，显著增加感染性疾病的发病机会。

（5）其他

1）服治疗药酒一定要适合病情，有针对性地服用，不可几种治疗作用不同的药酒同时或交叉服用，以免影响疗效或引起不良反应。服补性药酒，也要适应自己的身体状况，要有针对性，不可乱饮，否则会适得其反，有碍健康。

2）用药酒治病，可单用，必要时也可与中药汤剂或其他外治法配合治疗；有时药酒仅能作为辅助疗法之用，不可偏执。

3）药酒通常应在饭前或睡前服用，不宜佐膳饮用。药酒以温饮为佳，以便更好地发挥药酒的温通补益作用。

4）服用补益类药酒宜忌蒜、葱、萝卜；服有解毒作用的药酒宜忌生、冷、酸食；服调理脾胃的药酒宜忌油腻、腥臭、生冷等不宜消化的食物。

5）治疗药酒在饮用过程中应病愈即止，不宜长期服用。

6）饮用药酒时间较长，会对体内的新陈代谢有影响，特别是酒后不吃饭者，要适当补充蛋白质，可常食蛋类、瘦肉、蔬菜等食物补充。

7）口服药酒后一般不宜顶风冒寒，不宜立即针灸，不宜进行房事；患有湿疹等过敏性疾病患者，慎用内服和外用药酒。

8）服用药酒后，不宜再服白酒；也不宜与白酒同饮。

9）制造药酒过程中，要注意卫生，防止有害物质混入药酒中。

10）用冷浸法泡制药酒时，要将药物经常搅拌，以便药物中的有效成分溶解渗出。热浸法浸泡药酒时，火候要恰当，时间不宜过久，以防变质、失效。

总之，饮用药酒，要切记药酒禁忌和注意事项，适用则用，不宜用则禁。同时用量要按要求饮用或遵医嘱，切忌过饮滥饮。

下篇

药酒技术的临床应用

1　感冒

1.1　感冒概述

1.1.1　概念

感冒是感触风邪，邪犯卫表而导致的常见外感疾病，临床表现以恶寒、发热、鼻塞、流涕、喷嚏、咳嗽、头痛、全身不适、脉浮为其特征。

此病四季均可发病，但以冬春为多。感受当令之气而病情轻者多称为伤风、伤风感冒、冒风或冒寒。病情重者多与感受非时之邪有关，为重伤风。

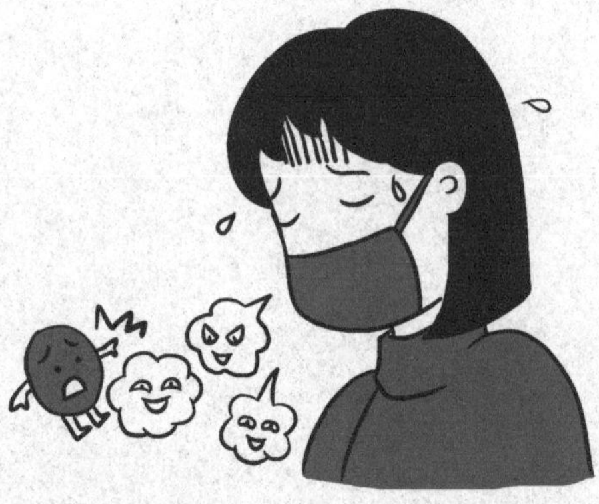

临证以卫表及鼻咽症状为主，可见鼻塞、流涕、多涕、咽痒、咽痛、周身酸楚不适、恶风或恶寒，或有发热等。由于风邪有夹暑、夹湿、夹燥的不同，还可见有相关的症状。时行感冒多呈流行性，在同一时期发病人数剧增，且病证相似，多突然起病，恶寒、发热（多为高热）、周身酸痛、疲乏无力，病情一般较普通感冒为重。病程一般3～7日，普通感冒一般不传变，时行感冒少数可传变入里，变生他病。

1.1.2　病因病机

(1) 中医病因病机

六淫病邪风寒暑湿燥火均可为感冒的病因，因风为六气之首，“百病之长”，故风为感冒的主因。六淫侵袭有当令之时气和非时之气。由于气候突变，温差增大，感受当令之气，如春季受风，夏季受热，秋季受燥，冬季受寒等病邪而病感冒；再就是气候反常，春应温而反寒，夏应热而反凉，秋应凉而反热，冬应寒而反温，人感“非时之气”而病感冒。六淫之间可单独致感冒，但常常是互相兼夹为病，以风邪为首，冬季夹寒，春季夹热，夏季夹暑湿，秋季夹燥，梅雨季节夹湿邪等。由于临床上以冬、春两季发病率较高，故而以夹寒、夹热为多见而成风寒、风热之证。

除了风邪，时行病毒是一种具有强烈传染性的外在致病因素，明代吴又可指出这种邪气的特点是致病性强，从口鼻而入，有传染性，易于流行。多由四时六气失常，非其时而有其气伤人致病。在这种情况下，人体抗御外邪的能力相对减弱，造成在同一时间、同一地区大面积的发病，且不限于季节性。时行病毒也可兼夹寒、热、暑、湿、燥邪，但以风寒、风热居多。

六淫病邪或时行病毒能够侵袭人体引起感冒，除因邪气特别盛外，总是与人体的正气失调有关。或是由于正气素虚，或是素有肺系疾病，不能调节肺卫而感受外邪。即使体质素健，若因生活起居不慎，如疲劳、饥饿而机体功能状态下降，或因汗出衣裹冷湿，或餐凉露宿，冒风沐雨，或气候变化时未及时加减衣服等，正气失调，腠理不密，邪气得以乘虚而入。

以风为首的六淫病邪或时邪病毒，侵袭人体的途径或从口鼻而入，或从皮毛而入。因风性轻扬，《素问·太阴阳明论》说：“伤于风者上先受之”，肺为脏腑之华盖，其位最高，开窍于鼻，职司呼吸，外主皮毛，其性娇气，不耐邪侵，故外邪从口鼻、皮毛入侵，肺卫首当其冲。感冒的病位在肺卫，其基本病机是外邪影响肺卫功能失调，导致卫表不和，肺失宣肃，尤以卫表不和为主要方面。卫表不和，故见恶寒、发热、头痛、身痛、全身不适等症；肺失宣肃，故见鼻塞、流涕、喷嚏、喉痒、咽痛等症。

由于四时六气不同，人体素质之差异，在临床上有风寒、风热和暑热等的不同证候，在病程中还可见寒与热的转化或错杂。感受时行病毒者，病邪从表入里，传变迅速，病情急且重。

(2) 西医病因病机

感冒有普通感冒与时行感冒之分，中医感冒与西医学感冒基本相同，普通感冒相当于西医学的普通感冒、上呼吸道感染，时行感冒相当于西医学的流行性感冒。

急性上呼吸道感染有70%～80%由病毒引起。主要有流感病毒（甲、乙、丙）、副流感病毒、呼吸道合胞病毒、腺病毒、鼻病毒、埃可病毒、柯萨奇病毒、麻疹病毒、风疹病毒。细菌感染可直接或继病毒感染之后发生，以溶血性链球菌为多见，其次为流感嗜血杆菌、肺炎球菌和葡萄球菌等，偶见革兰阴性杆菌。其感染的主要表现为鼻炎、咽喉炎或扁桃腺炎。

当有受凉、淋雨、过度疲劳等诱发因素，使全身或呼吸道局部防御功能降低时，原已存在于上呼吸道或从外界侵入的病毒或细菌可迅速繁殖，引起发病，尤其是老幼体弱或有慢性呼吸道疾病如鼻旁窦炎、扁桃体炎者，更易罹病。

西医的普通感冒，俗称“伤风”，又称急性鼻炎或上呼吸道卡他，以鼻咽部卡他症状为主要表现。成人多数为鼻病毒引起，次为副流感病毒、呼吸道合胞病毒、埃可病毒、柯萨奇病毒等。起病较急，初期有咽干、咽痒或烧灼感，发病同时或数小时后，可有喷嚏、鼻塞、流清水样鼻涕，2～3 天后变稠。可伴咽痛，有时由于耳咽管炎使听力减退，也可出现流泪、味觉迟钝、呼吸不畅、声嘶、少量咳嗽等。一般无发热及全身症状，或仅有低热、不适、轻度畏寒和头痛。检查可见鼻腔黏膜充血、水肿、有分泌物，咽部轻度充血。如无并发症，一般经 5～7 天痊愈。

流行性感冒常有明显的流行。取患者鼻洗液中黏膜上皮细胞的涂片标本，用荧光标记的流感病毒免疫血清染色，置荧光显微镜下检查，有助于早期诊断，或病毒分离或血清学诊断可供鉴别。

1.1.3 临床表现

感冒起病较急，骤然发病，无潜伏期（或潜伏期极短）。病程短，少者 3～5 天，多者 7～8 天。以肺卫症状为主症，如鼻塞、流涕、喷嚏、咳嗽、恶寒、发热、全身不适等。症状表现呈多样化，以鼻咽部痒、干燥、不适为早期症状，继则喷嚏、鼻塞、鼻涕或疲乏、全身不适等，轻则上犯肺窍，症状不重，易于痊愈；重则高热、咳嗽、胸痛，呈现肺卫证候。

时行感冒起病急，全身症状较重，高热，体温可达 39～40℃，全身酸痛，待热退之后，鼻塞流涕、咽痛、干咳等肺系症状始为明显。重者高热不退，喘促气急，唇甲青紫，甚则咯血，部分患者出现神昏谵妄，小儿可发生惊厥，出现传变。

1.1.4 临床诊断

（1）中医诊断

1）根据气候突然变化，有伤风受凉，淋雨冒风的经过，或时行感冒正流行之际。

2）起病较急，病程较短，病程 3～7 天，普通感冒一般不传变。

3）典型的肺卫症状，初起鼻咽部痒而不适，鼻塞，流涕，喷嚏，语声重浊或声嘶，恶风，恶寒，头痛等。继而发热，咳嗽，咽痛，肢节酸重不适等。部分患者病及脾胃，而兼有胸闷，恶心，呕吐，食欲减退，大便稀溏等症。

时行感冒呈流行性发病，多人同时发病，迅速蔓延。起病急，全身症状显著，如高热，头痛，周身酸痛，疲乏无力等，而肺系症状较轻。

4）四季皆有，以冬春季为多见。

（2）西医诊断

1）血象。病毒性感染见白细胞计数正常或偏低，淋巴细胞比例升高。细菌感染有白细胞计数与中性粒细胞增多和核左移现象。

2）病毒和病毒抗原的测定。视需要可用免疫荧光法、酶联免疫吸附检测法、血清学诊断法和病毒分离和鉴定，以判断病毒的类型，区别病毒和细菌感染。细菌培养判断细菌类型和药敏试验。

3）根据病史、流行情况、鼻咽部发炎的症状和体征，结合周围血象和胸部X线检查可作出临床诊断。

1.2 药酒技术在感冒中的应用

1.2.1 技术一

药物组成 鲜葱40g，淡豆豉20g，黄酒60g。

制备方法

1）将鲜葱洗净，连须切成小段，备用。

2）将淡豆豉置砂锅中，加水一碗，文火煎煮15分钟，将葱放入，再煎5分钟，然后加入黄酒，离火后滤去药渣即成。

用法 趁热顿服。

主治 风寒感冒。症见发热无汗，头痛等。

注意事项 服用期间避风寒。

1.2.2 技术二

药物组成 荆芥穗15g，淡豆豉250g，黄酒150g。

制备方法 将以上两味药同黄酒置砂锅中煎5～7沸，去渣，贮入净器中。

用法 随量稍热饮服。

主治 外感风寒，发热无汗。

1.2.3 技术三

药物组成 蔓荆子200g，米酒500g。

制备方法

1）将以上药物捣碎，用细纱布袋盛，扎紧口备用。

2）将米酒倒入净坛中，放入药袋，加盖密封，置阴凉处。

3）每日摇动数下，经7日后开封，去掉药袋，细滤后贮入净瓶中。

用法　每日早、午、晚各1次，每次徐徐饮服10～15ml。

主治　外感风热所致的头昏头痛、偏头疼。

1.2.4　技术四

药物组成　桑叶30g，菊花30g，薄荷10g，连翘30g，芦根35g，杏仁30g，桔梗20g，甘草10g，米酒1.5kg。

制备方法

1）将以上药物加工成粗末，用细纱布袋盛，扎紧口备用。

2）将米酒倒入净坛中，放入药袋，加盖密封，置阴凉干燥处。

3）经常摇动，5日后开封，去掉药袋，细滤后贮入净瓶中。

用法　每日早、晚各1次，每次饮服15ml。

主治　风温初起。症见发热不重，微恶风寒，咳嗽鼻塞较重，口微渴。

1.2.5　技术五

药物组成　肉桂末6g，黄酒20g。

制备方法　将肉桂末同黄酒混合调匀即可。

用法　加温顿服之。

主治　身体感寒疼痛。

1.2.6　技术六

药物组成　附子30g，杜仲50g，仙灵脾15g，独活25g，牛膝25g，白酒1kg。

制备方法

1）将以上药物加工成粗末，用细纱布袋盛，扎紧口备用。

2）将米酒倒入净坛中，放入药袋，加盖密封，置阴凉处。

3）每日摇动数下，经7日后开封，去掉药袋，细滤后贮入净瓶中。

用法　每日早、午、晚各1次，每次空腹温饮10～20ml。

主治　感冒后体弱乏力，腰膝疼痛。

1.2.7　技术七

药物组成　防风250g，苍耳子500g，糯米2kg，细曲200g。

制备方法

1）将以上药物置于砂锅中，加水3kg，煮汁1.5kg；将细曲加工成细面，备用。

2）将糯米淘洗干净，置锅中蒸煮半熟，沥半干，倒入净坛中，加入药汁、细曲面，搅拌均匀，加盖密封，置保暖处。

3）经5日后开封，压去糟渣，细滤后贮入净瓶中。

用法 不拘时，适量饮服。

主治 风寒感冒。

注意事项 方中苍耳子有一定毒性，故不宜久服，以病愈为止。

1.2.8 技术八

药物组成 白芷、羌活、荆芥各12g，北细辛、蔓荆子各6g，藿香叶、玄胡索、川芎、防风、牡丹皮、白僵蚕各10g，风化硝、二郎戟各15g，白烧酒1000ml。

制备方法 先将上药加工使碎盛入容器内，再加入烧酒，密封，浸泡3日后启封，过滤去渣，即可使用。

用法 外用：用棉签浸药酒，涂擦鼻黏膜、搐鼻，或用小玻璃瓶装入30ml药酒，对着鼻孔搐吸，每日3次。

主治 预防流行性感冒，兼治伤风、风寒感冒。

1.2.9 技术九

药物组成 生姜100g，大蒜400g，柠檬3～4枚，蜂蜜70g，白酒800ml。

制备方法 先将大蒜蒸5分钟后切薄片，柠檬去皮后切薄片，生姜切薄片，与蜂蜜一起盛入容器中，加入白酒密封，浸泡3个月后，过滤去渣，即可饮用。

用法 口服。每日30ml，分2次服用，不可过量饮用。

主治 风寒感冒。

1.2.10 技术十

药物组成 葱白头、生姜各30g，食盐6g，白酒一盅（约30～50ml）。

制备方法 将上三味药放碗内，共捣如糊状，再加入酒调匀，然后倒入双层纱布包之。

用法 外用。使用时，涂擦患者前胸、后背、手心、脚心及腋窝、肘窝等处，以擦至局部发红为度。一般每次涂擦20分钟左右，然后让患者安卧。每日涂擦1次。

主治　风寒感冒。

1.2.11　技术十一

药物组成　荆芥6g，葱白30g，淡豆豉15g，黄酒200ml。
制备方法　将上药和黄酒，再加水200ml，煎煮10分钟，去渣备用。
用法　口服：趁热服用。
主治　风寒感冒。症见发热、头痛、无汗、虚烦、兼有呕吐、腹泻等。

1.2.12　技术十二

药物组成　银花30g，蒲公英30g，羌活9g，牛蒡子9g，薄荷6g，连翘9g，菊花9g，黄酒300ml。
制备方法　上药加水300ml煎至半，再加黄酒煮沸、去渣备用。
用法　口服：每日1剂，日服3次，凉服。
主治　风热感冒、流行性感冒、上呼吸道感染、急性扁桃腺炎、腮腺炎等。

1.2.13　技术十三

药物组成　羌活40g，防风40g，黑豆80g，白酒500ml。
制备方法　将以上3味药和白酒装入容器中，密封40日即成，备用。
用法　口服：每日早、晚各服1次，每次服10～20ml。
主治　体虚感冒，排汗障碍，身痛。

2 咳嗽

2.1 咳嗽概述

2.1.1 概念

咳嗽是指外感或内伤等因素，导致肺失宣肃，肺气上逆，冲击气道，发出咳声或伴咯痰为临床特征的一种病证。历代将有声无痰称为咳，有痰无声称为嗽，有痰有声谓之咳嗽。临床上多为痰声并见，很难截然分开，故以咳嗽并称。

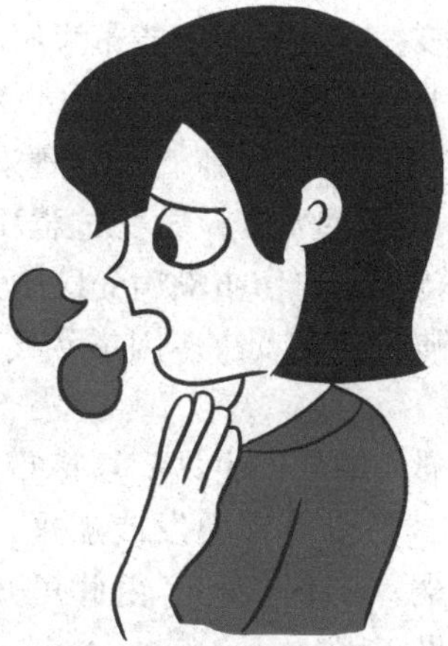

咳嗽分外感咳嗽与内伤咳嗽。外感咳嗽与内伤咳嗽可相互影响为病，病久则邪实转为正虚。咳嗽的病位，主脏在肺，无论外感六淫或内伤所生的病邪，皆侵及于肺而致咳嗽。这是因为肺主气，其位最高，为五脏之华盖，肺又开窍于鼻，外合皮毛，故肺最易受外感、内伤之邪，而肺又为娇脏，不耐邪侵，邪侵则肺气不清，失于肃降，迫气上逆而作咳。但咳嗽的病变脏腑不限于肺，凡脏腑功能失调影响及肺，皆可为咳嗽病证相关的病变脏腑。但是其他脏腑所致咳嗽皆须通过肺脏，肺为咳嗽的主脏。肺主气，咳嗽的基本病机是内外邪气干肺，肺气不清，肺失宣肃，肺气上逆迫于气道而为咳。

2.1.2 病因病机

(1) 中医病因病机

外感咳嗽病因为外感六淫之邪；内伤咳嗽病因为饮食、情志等内伤因素致脏腑功能失调，内生病邪。外感咳嗽与内伤咳嗽，均是病邪引起肺气不清，失于宣肃，迫气上逆而作咳。外感病因由于气候突变或调摄失宜，外感六淫从口鼻或皮毛侵入，使肺气被束，肺失肃降。《河间六书·咳嗽论》谓："寒、暑、湿、燥、风、火六气，皆令人咳嗽"即是此意。由于四时邪气不同，因而人体所感受的致病外邪亦有区别。风为六淫之首，其他外邪多随风邪侵袭人体，所以外感咳嗽常以风为先导，或挟寒，或挟热，或挟燥，其中尤以风邪挟寒者居多。内伤病因包括饮食、情志及肺脏自病。饮食不当，嗜烟好酒，内生火热，熏灼肺胃，灼津生痰；或生冷不节，肥甘厚味，损伤脾胃，致痰浊内生，上迁于肺，阻塞气道，致肺气上逆而作咳。情志刺激，肝失调达，气郁化火，气火循经上逆犯肺，致肺失肃降而作咳。肺脏自病者，常由肺系疾病日久，迁延不愈，耗气伤阴，肺不能主气，肃降无权而肺气上逆作咳；或肺气虚不能布津而成痰，肺阴虚而虚火灼津为痰，痰浊阻滞，肺气不降而上逆作咳。

外感咳嗽病变性质属实，为外邪犯肺，肺气壅遏不畅所致，其病理因素为风、寒、暑、湿、燥、火，以风寒为多，病变过程中可发生风寒化热，风热化燥，或肺热蒸液成痰等病理转化。内伤咳嗽病变性质为邪实与正虚并见，他脏及肺者，多因邪实导致正虚，肺脏自病者，多因虚致实。其病理因素主要为"痰"与"火"。

外感咳嗽如迁延失治，邪伤肺气，更易反复感邪，而致咳嗽屡作，转为内伤咳嗽；肺脏有病，卫外不固，易受外邪引发或加重，特别在气候变化时尤为明显。久则从实转虚，肺脏虚弱，阴伤气耗。由此可知，咳嗽虽有外感、内伤之分，但有时两者又可互为因果。

(2) 西医病因病机

咳嗽是由于延髓咳嗽中枢受到刺激而引起。刺激可来自呼吸道以外的器官，但大部分来自于呼吸道黏膜，经迷走神经、舌咽神经和三叉神经的感觉纤维传入。传出神经纤维来自喉下神经、膈神经及脊神经，分别将冲动传至咽肌、声门、膈肌及其他呼吸肌，引起咳嗽动作。

咳嗽可见于呼吸道疾病、胸膜疾病、心血管疾病，中枢神经因素和胃食管反流病。

2.1.3 临床表现

肺气不清，失于宣肃，上逆作声而引起咳嗽为本病证的主要症状。由于感邪的性质、影响的脏腑、痰的寒热、火的虚实等方面的差别，咳嗽有不同的临床表现。咳嗽的病程，有急性咳嗽和慢性咳嗽。咳嗽的时间，有白日咳嗽甚于夜间者，有早晨、睡前咳嗽较甚者，有午后、黄昏、夜间咳嗽较甚者。咳嗽的节律，有时作咳嗽者，有时时咳嗽者，有咳逆阵作、连声不断者。咳嗽的性质，有干性咳嗽、湿性咳嗽。咳嗽的声音，有咳声洪亮有力者，有咳声低怯者，有咳声重浊者，有咳声嘶哑者。咳痰的色、质、量、味等也有不同的临床表现。痰色有白色、黄色、灰色甚至铁锈色、粉红色等。痰的质地有稀薄、黏稠等。有痰量少甚至干咳者，有痰量多者。痰有无明显气味者，也有痰带腥臭者。

2.1.4　临床诊断

（1）中医诊断

以咳逆有声，或咳吐痰液为主要临床症状。

（2）西医诊断

1）急性咳嗽，周围血白细胞总数和中性粒细胞增高。

2）听诊可闻及两肺野呼吸音增粗，或伴散在干湿性啰音。

3）肺部X线摄片检查正常或肺纹理增粗。

2.2　药酒技术在咳嗽中的应用

2.2.1　技术一

药物组成　香栾2个，蜂蜜150g，黄酒500g。

制备方法

1）将香栾去核，切成细碎块，置砂锅中，导入黄酒，封口，浸1夜，然后置文火上煮烂。

2）将蜂蜜加水溶化，乘热过滤后加入药酒中，拌匀。

用法　不拘时，随时含咽。

主治　痰气咳嗽。

2.2.2　技术二

药物组成　香橼120g，蜂蜜40g，黄酒400g。

制备方法

1）将香橼去核，薄切作细片。

2）将黄酒倒入砂锅中，放入香橼细片，置文火上煮至熟烂，再加入蜂蜜，煮沸后离火，贮入净瓷器中。

用法 每日夜里五更用汤匙服1次，每次3～5汤匙。

主治 经久咳嗽有痰者。

2.2.3 技术三

药物组成 香橼100g，川贝母30g，桔梗15g，米酒500g。

制备方法

1）将以上药物加工成粗末，用细纱布袋盛，扎紧口备用。

2）将米酒倒入净坛中，放入药袋，加盖密封，置阴凉干燥处。

3）经常摇动，14日后开封，去掉药袋，细滤后贮入净瓶中。

用法 每日早、午、晚各1次，每次空腹饮服15～20ml。

主治 经久咳嗽有痰者。

2.2.4 技术四

药物组成 阿胶360g，明党参30g，沙参20g，龙眼肉20g，黄酒2kg。

制备方法

1）将黄酒倒入砂锅中，加入明党参、龙眼肉、沙参，用文火煎沸30分钟，滤去渣。

2）将阿胶加入药酒中，文火溶化，贮入净瓷器中。

用法 将药酒分为3份，每份为1天用量，不拘时，徐徐空腹饮服。

主治 阴虚咳嗽，心悸怔忡，虚劳咳血，吐血，崩漏。

2.2.5 技术五

药物组成 桃仁500g，杏仁500g，黑芝麻500g，苍术120g，茯苓9g，艾叶9g，薄荷9g，小茴香9g，荆芥3g，烧酒10kg。

制备方法

1）将黑芝麻炒熟，同其余药共加工成细末，炼蜜和作一块。

2）将烧酒倒入净坛中，放入药块，置文火上煮1小时，将药煮散。

3）将药坛密封口，埋土中拔火毒，经7日后起出，开封，静置澄明，分别注入净瓶中。

用法 每日早、午、晚各1次，每次空腹饮服10～20ml。

主治 虚寒性咳嗽。

2.2.6 技术六

药物组成 化橘红30g，白酒500g。

制备方法

1）将以上药物切碎，用细纱布袋盛，扎紧口备用。

2）将白酒倒入小坛内，放入药袋，加盖密封，置阴凉干燥处。

3）经常摇动，7 日后开封，去掉药袋，细滤后贮入净瓶中。

用法 每晚临睡前 1 次，每次饮服 15ml。

主治 慢性支气管炎有痰者。

2.2.7 技术七

药物组成 绿豆、山药各 60g，黄柏、牛膝、元参、沙参、白芍、栀子、天门冬、麦门冬、天花粉、蜂蜜各 45g，当归 36g，甘草 9g，米酒 5kg。

制备方法

1）将以上药物切碎，用绢袋盛，扎紧口备用。

2）将白酒倒入小坛内，放入药袋，加盖密封，置阴凉干燥处。

3）经常摇动，7 日后开封，去掉药袋，另将蜂蜜加净水置火上煮至溶化，加入药酒内，拌匀，细滤后贮入净瓶中。

用法 每日早、中、晚各 1 次，每次空腹适量饮服。

主治 肺阴不足所致的燥热干咳，少痰，口干等症。

注意事项 如有出血现象应慎用。

2.2.8 技术八

药物组成 红姑娘 60g，桔梗 10g，杏仁 15g，黄酒 500g。

制备方法 将以上药物粗加工碎，置于砂锅中，加入黄酒，用文火煎沸 30 分钟，滤去药渣，贮入净瓶中。

用法 每日早、中、晚各 1 次，每次空腹饮服 30ml。

主治 风热咳嗽，气逆多痰等症。

注意事项 方中红姑娘又名酸浆、金灯笼，具有清热解毒、降气化痰的功效。另有一种红姑娘，又名红娘子、斑蝥，有大毒。两药切勿混用，当别之。

2.2.9 技术九

药物组成 全苏 120g，杏仁、瓜蒌、浙贝、半夏、云苓、干姜、枳壳、百部、白前、桔梗、桑皮、枇杷叶各 30g，陈皮 60g，细辛、五味子、蔻仁、甘草各 15g，白酒 5kg。

制备方法

1）将以上药物加工成粗末，用绢袋盛，扎紧口备用。

2）将白酒倒入小坛内，放入药袋，加盖密封，置阴凉干燥处。

3）经常摇动，14 日后开封，去掉药袋，细滤后贮入净瓶中。

用法　每日 1 次，每次空腹饮服 30～60ml。

主治　寒凉咳嗽。

注意事项　不耐酒力者，可加适量纯净水，使酒度降低，或用黄酒、米酒浸制。

2.2.10　技术十

药物组成　天门冬 200g，紫菀 100g，饴糖 200g，米酒 2kg。

制备方法　将以上四味置砂锅中，用文火煎煮 30 分钟，滤去渣，注入净瓶中。

用法　每日早、中、晚各 1 次，每次饮服 15～20ml。

主治　肺痿咳嗽，痰浊壅盛，咽干。

注意事项　服用期间忌食鲤鱼。

2.2.11　技术十一

药物组成　丹参、生地、川芎、石斛、牛膝、黄芪、白术、肉苁蓉各 60g，防风、独活、制附子、秦艽、肉桂、干姜各 45g，制钟乳 10g，米酒 6kg。

制备方法

1）将制钟乳研成粉，其余药物加工成粗末，共用细绢袋盛，扎紧口备用。

2）将米酒倒入净坛内，放入药袋，加盖密封，置阴凉干燥处。

3）经常摇动，14 日后开封，去掉药袋，细滤后贮入净瓶中。

用法　每日早、晚各 1 次，每次空腹温饮 15～20ml。

主治　下焦虚冷、气虚所致的咳嗽。

注意事项　服用期间忌食桃、李、雀肉、生葱、猪肉、冷水。

2.2.12　技术十二

药物组成　雌乌鸡 1 只，米酒 2.5kg。

制备方法

1）将乌鸡宰杀，褪毛，开肚去肠，清洗干净，切成数小块。

2）将鸡块置于砂锅中，将米酒全部倒入，然后置文火上煎煮，直至肉熟即成。

用法　每日早、晚各 1 次，每次空腹饮服 15～20ml。肉可随意食之。

主治　咳嗽不已，气短喘急，畏风自汗等症。

2.2.13 技术十三

药物组成 米饭果60g，米酒500g。

制备方法 将米饭果粗加工碎，置于砂锅中，加入米酒，文火煎煮30分钟，滤去渣，贮入净瓶中。

用法 每日早、午、晚各1次，每次空腹饮服15～20ml。

主治 久咳、失眠。

2.2.14 技术十四

药物组成 百部60g，沙参、天花粉、百合、黄芪各30g，玄参、薏苡仁、桑皮、桔梗各20g，米酒4kg。

制备方法

1）将以上药物加工成粗末，用绢袋盛，扎紧口备用。

2）将米酒倒入小坛内，放入药袋，加盖密封，置阴凉干燥处。

3）经常摇动，14日后开封，去掉药袋，细滤后贮入净瓶中。

用法 每日早、午、晚各1次，每次空腹饮服15～20ml。

主治 肺虚久咳，咳吐痰沫，渐成肺痈。

2.2.15 技术十五

药物组成 陈皮30g，白酒300ml。

制备方法 先将陈皮洗净，晾干，撕碎后，置酒瓶中，加入白酒，盖好密封，浸泡3～5日即得。

用法 每次服15～20ml，日服3次，或随量饮服。

主治 风寒咳嗽，痰多清稀色白。肺寒咳嗽亦宜。

3 喘病

3.1 喘病概述

3.1.1 概念

喘病是指由于外感或内伤，导致肺失宣降，肺气上逆或气无所主，肾失摄纳，以致呼吸困难，甚则张口抬肩，鼻翼煽动，不能平卧等为主要临床特征的一种病证。严重者可由喘致脱出现喘脱之危重证候。

喘病主要见于西医的喘息性支气管炎、肺部感染、肺炎、肺气肿、心源性哮喘、肺结核、矽肺以及癔病性喘息等疾病。

其临床表现如呼吸困难，甚至张口抬肩，鼻翼煽动，不能平卧等，为喘病的各种证候所共有，是喘病的证候特征。

3.1.2 病因病机

(1) 中医病因病机

喘病的病因很复杂，外邪侵袭、饮食不当、情志失调、劳欲久病等均可成为喘病的病因，引起肺失宣降，肺气上逆或气无所主，肾失摄纳便成为喘病。

1）外邪侵袭：外感风寒或风热之邪，未能及时表散，邪蕴于肺，壅阻肺气，肺气不得宣降，因而上逆作喘。

2）饮食不当：恣食生冷、肥甘，或嗜酒伤中，脾失健运，痰浊内生；或急慢性疾患影响于肺，致肺气受阻，气津失布，津凝痰生，痰浊内蕴，上阻肺气，肃降失常，发为喘促。

3）情志失调：稍怀不遂，忧思气结，肝失调达，气失疏泄，肺气痹阻，或郁怒伤肝，肝气上逆于肺，肺气不得肃降，升多降少，气逆而喘。

4）劳欲久病：肺系久病，咳伤肺气，或久病脾气虚弱，肺失充养，肺之气阴不足，以致气失所主而喘促。若久病迁延，由肺及肾，或劳欲伤肾，精气内夺，肺之气阴亏耗，不能下荫于肾，肾之真元伤损，根本不固，则气失摄纳，上出于肺，出多入少，逆气上奔为喘。

若肾阳衰弱，肾不主水，水邪上犯，干肺凌心，肺气上逆，心阳不振，亦可致喘，此属虚中夹实之候。

喘病的病位，主脏在肺和肾，与肝、脾、心有关。喘病的病理性质有虚实两类。实喘在肺，为外邪、痰浊、肝郁气逆，肺壅邪气而宣降不利；虚喘当责之肺、肾两脏，因精气不足，气阴亏耗而致肺不主气，肾不纳气。故喘病的基本病机是气机的升降出纳失常。病情错杂者，每可下虚上实，虚实夹杂并见。但在病情发展的不同阶段，虚实之间有所侧重，或互相转化。若肺病及脾，子盗母气，则脾气亦虚，脾虚失运，聚湿生痰，上渍于肺，肺气壅塞，气津失布，血行不利，可形成痰浊血瘀，此时病机以邪实为主，或邪实正虚互见。若迁延不愈，累及于肾，其病机则呈现肾失摄纳，痰瘀伏肺之肾虚肺实之候。若阳气虚衰，水无所主，水邪泛溢，又可上凌心肺，病机则为因虚致实，虚实互见。

(2) 西医病因病机

喘病的病因还不十分清楚，患者个体过敏体质及外界环境的影响是发病的危险因素。喘病与多基因遗传有关，同时受遗传因素和环境因素的双重影响。许多调查资料表明，哮喘患者亲属患病率高于群体患病率，并且亲缘关系越近，患病率越高；患者病情越严重，其亲属患病率也越高。目前，哮喘的相关基因尚未完全明确。环境因素中主要包括某些激发因素，如尘螨、花粉、真菌、动物毛屑、二氧化硫、氨气等各种特异和非特异性吸入物；感染，如细菌、病毒、原虫、寄生虫等；食物，如鱼、虾、蟹、蛋类、牛奶等；药物，如普萘洛尔（心得安）、阿司匹林等；气候变化、运动、妊娠等都可能是哮喘的激发因素。

喘病的发病机制不完全清楚，可概括为免疫-炎症反应、神经机制和气道高反应性及其相互作用。

3.1.3 临床表现

呼吸困难为喘病的特征性证候，临床表现轻重不一。轻者仅见呼吸急迫，呼气吸气深长，一般尚能平卧。重者可见鼻翼煽动，张口抬肩，摇身撷肚，端坐呼吸，面唇发绀。急发者多表现呼吸深长费力，以呼出为快，胸满闷塞，甚则胸盈仰息，声高气涌，气喘与劳动及体位无关。缓发者多表现呼吸微弱而浅表无力，以深吸为快，声低息短，动则加重，气喘与劳动及体位明显相关。若病情危笃，喘促持续不已，可见肢冷汗出，体温、血压骤降，心悸心慌，面青唇紫等喘脱危象。

3.1.4 临床诊断

(1) 中医诊断

1）以喘促气逆，呼吸困难，甚至张口抬肩，鼻翼煽动，不能平卧，口唇发绀为特征。

2）多有慢性咳嗽、哮病、肺痨、心悸等病史，每遇外感及劳累而诱发。

（2）西医诊断

1）反复发作喘息、气急、胸闷或咳嗽，多与接触变应原、冷空气、物理、化学性刺激、病毒性上呼吸道感染、运动等有关。

2）发作时在双肺可闻及散在或弥漫性，以呼气相为主的哮鸣音，呼气相延长。

3）上述症状可经治疗缓解或自行缓解。

4）除外其他疾病所引起的喘息、气急、胸闷和咳嗽。

5）临床表现不典型者（如无明显喘息或体征）应有下列三项中至少一项阳性：①支气管激发试验或运动试验阳性；②支气管舒张试验阳性；③昼夜 PEF 变异率≥20%。符合 1～4 条或 4、5 条者，可以诊断。

3.2 药酒技术在喘病中的应用

3.2.1 技术一

药物组成 人参 9g，蛤蚧 1 对，低度白酒 1000ml。

制备方法 将上药焙干捣碎，纳纱布袋内，置容器中，加入白酒，密封。浸泡 7 日后即可取用，待用之 1/3 量后，再添白酒至足数即可。

用法 每次服 20～30ml，每天早、晚各服 1 次。

主治 久咳肺肾两虚，咳嗽气短，动则喘甚，言语无力，声音低微。

3.2.2 技术二

药物组成 龙葵子 4500g，千日红花 2000g，60 度白酒 30000ml。

制备方法 上 2 种药分别置于酒中浸泡。各入白酒一半置容器中，密封浸泡 1 个月后压碎过滤。再取上 2 种浸酒的澄清液合并在一起，加入 10%～15% 的单糖浆，搅匀，分装瓶中，密封即成。

用法 每次服 10～20ml，日服 3 次，或每晚服 1 次。

主治 寒性喘息性支气管炎、支气管哮喘。

3.2.3 技术三

药物组成 紫苏梗、叶子各 10g，陈皮 12g，白酒 300ml。

制备方法 将上药捣碎，置砂锅内，入白酒，用文火煮至减半，或将药置容器中，加入白酒，密封，浸泡 5 日。均过滤去渣，备用。

用法 每次温服 30ml，日服 2 次。

主治 胸腹胀满，痰湿滞塞，气逆咳喘等症。

3.2.4 技术四

药物组成 夜蝙蝠1只，黄酒、白酒各适量。

制备方法 先将夜蝙蝠，放火边烤干，轧成细末，再用酒（黄酒2份，白酒1份）适量调匀即成。

用法 须在冬季服用，夏季服无效。要1次顿服。用酒量可根据年龄大小和酒量酌定。

主治 先咳嗽，后胸闷气喘，喉中有声而鸣，如闻有特异气味，咳嗽尤甚。

3.2.5 技术五

药物组成 迎红杜鹃100g（干品），白酒500ml。

制备方法 将上药洗净，切细，入布袋，置容器中，加入白酒，密封，浸泡7日，过滤去渣即成。

用法 口服：每次服10～15ml，日服2次。

主治 慢性气管炎、哮喘等。

4 肺痨

4.1 肺痨概述

4.1.1 概念

肺痨是一种由于正气虚弱，感染痨虫，侵蚀肺脏所致的，以咳嗽、咯血、潮热、盗汗及身体逐渐消瘦等症为主要临床表现、具有传染性的慢性消耗性疾病。

肺痨相当于西医学中的肺结核，是肺病中的常见病。中医治疗肺痨着眼于从整体上辨证论治，针对患者不同体质和疾病的不同阶段，采取与之相适应的治疗方法，目前临床多结合抗痨西药治疗，可以收到标本兼顾，恢复健康的结果。

本病的发病部位，主要在肺。临床多见肺失宣肃之症，如干咳、咽燥、咯血，甚至喉疮声嘶等。以咳嗽、咯血、潮热、盗汗等为主要症状。由于脏腑间具有相互资生，互相制约的密切关系。其中与脾肾两脏的关系最为密切。

4.1.2 病因病机

(1) 中医病因病机

肺痨的致病因素主要有两个方面，一为感染痨虫，一为正气虚弱。

1）感染痨虫：早在晋代，葛洪在《肘后备急方》中已认识到本病属于慢性传染性消耗性疾病，提到此病“积年累月，渐就顿滞，乃至于死”，而且其传染性很强，甚至可以“灭门”。古人根据本病具有传染的情况，创立了“痨虫”、“瘵虫”之说。

2）正气虚弱：肺痨可发生于各种年龄、体质、经济状况的人。一般来说，往往在正气虚弱时罹患肺痨，凡先天禀赋不强，小儿喂养不当；或病后失养，如麻疹、哮喘等病后或外感咳嗽经久不愈，以及产后失于调养等，皆易致痨虫入侵。

(2) 西医病因病机

在结核病普遍流行的国家和地区，人们常常在不知不觉中受到结核分枝杆菌的感染。当首次吸入含结核分枝杆菌的微滴后，是否感染取决于结核分枝杆菌的毒力和肺泡内巨噬细胞固有的吞噬杀菌能力。结核分枝杆菌的类脂质等成分能抵抗溶酶体酶类的破坏作用，如果结核分枝杆菌能够存活下来，并在肺泡巨噬细胞内外生长繁殖，这部分肺组织即出现炎性病变，称为原发病灶。原发病灶中的结核分枝杆菌沿着肺内引流淋巴管到达肺门淋巴结，引起淋巴结肿大。原发病灶和肿大的气管支气管淋巴结合称为原发复合征。原发病灶继续扩大，可直接或经血流播散到邻近组织器官，发生结核病。当结核分枝杆菌首次侵入人体开始繁殖时，人体通过细胞介导的免疫系统对结核分枝杆菌产生特异性免疫，使原发病灶、肺门淋巴结和播散到全身各器官的结核分枝杆菌停止繁殖，原发病灶炎症迅速吸收或留下少量钙化灶，肿大的肺门淋巴结逐渐缩小、纤维化或钙化，播散到全身各器官的结核分枝杆菌大部分被消灭，这就是原发感染最常见的良性过程。但仍然有少量结核分枝杆菌没有被消灭，长期处于休眠期，成为继发性结核的潜在来源。

肺结核病主要的免疫保护机制是细胞免疫，体液免疫对控制结核分枝杆菌感染的作用不甚重要。

4.1.3 临床表现

痨虫侵蚀肺脏所引起的临床表现，以咳嗽、咯血、潮热、盗汗等为主要症状，这些症状可出现于肺痨的各种类型，各症可以间作，或相继发生，或同时兼见。但早期或病变轻微者常无明显症状，有症状者均为病变活动时或病变较重者。

咳嗽，常表现为干咳，少痰，伴咽燥口干，颧红，唇赤，舌红少津，脉细数；也可以出现咳嗽痰多，痰呈泡沫状，伴身重疲乏，胃纳不振，舌苔白腻等症；更有少数表现为痰热咳嗽，症见痰黄且稠，或痰中带血。咯血，症见血色鲜红，咯血量多；也可挟有瘀血，症见少量咯血，时发时止，血色暗或带紫色血块。发热，为阴虚生内热，多表现为午后发热，一般表现为低热（38.5℃以下），或仅自觉五心烦热，好像热从骨髓中蕴蒸而出，故又称骨蒸，面颧红赤，但也有高热者。发热时间多从午后开始，夜热早凉，发作有时，故称潮热。盗汗，为内热蒸腾，逼津外出，表现为入睡后，汗出遍身，醒后则汗止。醒后汗后衣被皆湿，疲乏无力感益加明显。患者亦可表现为气阴两虚，形寒乏力，易汗肢冷，饮食减少，体重减轻，肌肉瘦削，晚期则形销骨立，男性多见遗精，女性多见月经不调或闭经。

4.1.4 临床诊断

(1) 中医诊断

1）初期仅感疲乏无力，干咳，食欲不振，形体逐渐消瘦。病重者可出现咯血，潮热，颧红，形体明显消瘦等症。

2）有与肺痨患者密切接触史。

(2) 西医诊断

1）病灶部位呼吸音减弱或闻及支气管呼吸音及湿啰音。

2）痰涂片或培养结核菌多呈阳性。

3）X线摄片可见肺部结核病灶。

4）血沉增快，结核菌素皮试呈强阳性有助于诊断。

4.2 药酒技术在肺痨中的应用

4.2.1 技术一

药物组成 百部100g，白酒1000ml。

制备方法 将上药切薄片，略炒后与白酒同置于容器中，密封，浸泡7日后，过滤去渣即成。

用法 口服：每次服10～30ml，日服2次，或随量饮用。

主治 肺结核、百日咳、气管炎等。

4.2.2 技术二

药物组成 桑白皮100g，狼牙（去连苗处净刷去土）300g，吴茱萸根皮（净刷去土），黄酒700～1000ml。

制备方法 将前3味切薄片，入黄酒，用文火煮至减半，或同置容器中，隔水煮沸（密封），再浸泡1～2日后即成。均过滤去渣备用。

用法 口服：每次空腹服50～70ml，日服1次。

主治 肺痨热生虫（痨虫），在肺为病（肺结核）。

4.2.3 技术三

药物组成 灵芝50g，人参20g，冰糖500g，白酒1500ml。

制备方法 先将前2味洗净，切成薄片，晾干后与冰糖同入布袋，置容器中，加入白酒，密封。浸泡10日后去药袋，搅拌后再静置3日，取上清液饮用。

用法 口服：每次服15～20ml，日服2次，忌多饮。

主治 肺痨久咳，痰多，肺虚气喘，消化不良，失眠等症。

4.2.4 技术四

药物组成 西洋参30g，米酒500ml。

制备方法 将西洋参装入净瓶中，注入米酒浸泡，密封，7日后即可取用。

用法 口服：每次服10～15ml，日服2次。

主治 阴虚火旺，咳喘痰血；热病后气阴两伤，烦倦口渴，津液不足，口干舌燥，肺痨咳嗽，痰中带血。凡上证，气阴两虚所致者尤宜。

4.2.5 技术五

药物组成 西洋参、麦冬各9g，百部30g，川贝母15g，黄酒2000ml。阴虚火旺者加元参15g。

制备方法 上药加水500ml，煮至半，再入黄酒煮沸，即离火，置容器中，密封，浸泡3日后，过滤去渣即成。

用法 口服：每次服15～30ml，日服2次，勿多饮。

主治 肺结核久咳、痰中带血。

4.2.6 技术六

药物组成 柏叶2.5kg，黍米8kg，细曲600g。

制备方法

1）将柏叶切碎，置砂锅中，加水5kg，煮取汁2.5kg；将细曲加工成细面，备用。

2）将黍米淘洗净，置锅中蒸煮半熟，沥半干，倒入净坛中，加入柏叶汁、细曲面，搅拌均匀，加盖密封，置保暖处。

3）经14日后酒熟开封，压去糟渣，贮入净瓶中。

用法 每日早、午、晚各1次，每次空腹饮服30～50ml，或随量饮服。

主治 肺痨，咳嗽。

5 肺痈

5.1 肺痈概述

5.1.1 概念

肺痈是指由于热毒瘀结于肺，以致肺叶生疮，肉败血腐，形成脓疡，以发热，咳嗽，胸痛，咯吐腥臭浊痰，甚则咯吐脓血痰为主要临床表现的一种病证。

肺痈属内痈之一，是内科较为常见的疾病。肺痈主要见于西医学的肺脓肿。其他如化脓性肺炎、肺坏疽以及支气管扩张、肺结核空洞等伴化脓性感染者也可出现肺痈的临床表现。本病的病理演变过程，可以随着病情的发展，邪正的消长，表现为初期、成痈期、溃脓期、恢复期等不同阶段。初期，出现恶寒、发热、咳嗽等肺卫表证。成痈期，表现高热，振寒、咳嗽、气急、胸痛等痰瘀热毒蕴肺的证候。溃脓期，肺损络伤，脓疡溃破，排出大量腥臭脓痰或脓血痰。恢复期，为脓疡内溃外泄之后，邪毒渐尽，病情趋向好转，但因肺体损伤，故可见邪去正虚，阴伤气耗的病理过程，继则正气逐渐恢复，痈疡渐告愈合。若溃后脓毒不尽，邪恋正虚，每致迁延反复，日久不愈，病势时轻时重，而转为慢性。

清热散结，解毒排脓以祛邪，是治疗肺痈的基本原则。针对不同病期，分别采取相应治法。如初期以清肺散邪；成痈期，清热解毒，化瘀消痈；溃脓期，排脓解毒；恢复期，阴伤气耗者养阴益气，若久病邪恋正虚者，当扶正祛邪。在肺痈的治疗过程中，要坚持在未成脓前给予大剂清肺消痈之品以力求消散；已成脓者当解毒排脓，按照“有脓必排”的原则，尤以排脓为首要措施；脓毒消除后，再予以补虚养肺。

5.1.2 病因病机

(1) 中医病因病机

本病由感受外邪，内犯于肺，或痰热素盛，蒸灼肺脏，以致热壅血瘀，蕴酿成痈，血败肉腐化脓。

1）感受外邪：多为风热外邪自口鼻或皮毛侵犯于肺所致，正如《类证治裁·肺痿肺痈》所说：“肺痈者，咽干吐脓，因风热客肺蕴毒成痈”。或因风寒袭肺，未得及时表散，内蕴不解，郁而化热所为，《张氏医通·肺痈》曾说："肺痈者，由感受风寒，未经发越，停留胸中，蕴发为热。"肺脏受邪热熏灼，肺气失于清肃，血热壅聚而成。

2）痰热素盛：平素嗜酒太过或嗜食辛辣厚味，酿湿蒸痰化热，熏灼于肺；或肺脏宿有痰热，或他脏痰浊瘀结日久，上干于肺，形成肺痈。若宿有痰热蕴肺，复加外感风热，内外合邪，则更易引发本病。《医宗金鉴·外科心法要诀·肺痈》曾指出："此症系肺脏蓄热，复伤风邪，郁久成痈"。

劳累过度，正气虚弱，则卫外不固，外邪易乘虚侵袭，是致病的重要内因。本病病位在肺，病理性质属实、属热。《杂病源流犀烛·肺病源流》谓："肺痈，肺热极而成痈也。"因邪热郁肺，蒸液成痰，邪阻肺络，血滞为瘀，而致痰热与瘀血互结，蕴酿成痈，血败肉腐化脓，肺损络伤，脓疡溃破外泄，其成痈化脓的病理基础，主要在热壅血瘀。

（2）西医病因病机

病原体常为上呼吸道、口腔的定植菌，包括需氧、厌氧和兼性厌氧菌。90%肺脓肿患者合并有厌氧菌感染，毒力较强的厌氧菌在部分患者可单独致病。常见的其他病原体包括金黄色葡萄球菌、化脓性链球菌、肺炎克雷白杆菌和铜绿假单胞菌。大肠埃希菌和流感嗜血杆菌也可引起坏死性肺炎。根据感染途径，肺脓肿可分为以下类型：

1）吸入性肺脓肿：病原体经口、鼻、咽腔吸入致病。正常情况下，吸入物经气道黏液-纤毛运载系统、咳嗽反射和肺巨噬细胞可迅速清除。但当有意识障碍如在麻醉、醉酒、药物过量、癫痫、脑血管意外时，或由于受寒、极度疲劳等诱因，全身免疫力与气道防御清除功能降低，吸入的病原菌可致病。此外，还可由于鼻窦炎、牙槽脓肿等脓性分泌物被吸入致病。脓肿常为单发，其部位与支气管解剖和体位有关。由于右主支气管较陡直，且管径较粗大，吸入物易进入右肺。仰卧位时，好发于上叶后段或下叶背段；坐位时好发于下叶后基底段，右侧卧位时，则好发于右上叶前段或后段。病原体多为厌氧菌。

2）继发性肺脓肿：某些细菌性肺炎，如金黄色葡萄球菌、铜绿假单胞菌和肺炎克雷白杆菌肺炎等，以及支气管扩张、支气管囊肿、支气管肺癌、肺结核空洞等继发感染可导致继发性肺脓肿。支气管异物阻塞，也是导致肺脓肿特别是小儿肺脓肿的重要因素。肺部邻近器官化脓性病变，如膈下脓肿、肾周围脓肿、脊柱脓肿或食管穿孔等波及肺也可引起肺脓肿。阿米巴肝脓肿好发于右肝顶部，易穿破膈肌至右肺下叶，形成阿米巴肺脓肿。

3）血源性肺脓肿：因皮肤外伤感染、疖、痈、中耳炎或骨髓炎等所致的菌血症，菌栓经血行播散到肺，引起小血管栓塞、炎症和坏死而形成肺脓肿。静脉吸毒者如有右心细菌性心内膜炎，三尖瓣赘生物脱落阻塞肺小血管形成肺脓肿，常为两肺外野的多发性脓肿。致病菌以金黄色葡萄球菌、表皮葡萄球菌及链球菌为常见。

5.1.3 临床表现

热毒瘀结，血败肉腐成痈所引起的肺痈症状，如发热，咳嗽、胸痛，咯吐腥臭浊痰，甚则脓血痰等，是肺痈的临床表现特征。本病发病多急，常突然出现恶寒或寒战，高热，午后热甚，咳嗽胸痛，咯吐黏浊痰，经过旬日左右，痰量增多，咯痰如脓，有腥臭味，或脓血相兼，甚则咯血量多，随着脓血的大量排出，身热下降，症状减轻，病情有所好转，经数周逐渐恢复。如脓毒不净，持续咳嗽，咯吐脓血臭痰，低烧，出汗，形体消瘦者，则可转入慢性。舌红，苔黄或黄腻，脉滑数或实。恢复阶段，多见气阴两虚，故舌质红或淡红，脉细或细数无力为多见。

5.1.4 临床诊断

(1) 中医诊断

1）有外感因素或有痰热甚之病史。

2）起病急骤，突然寒战高热，咳嗽，胸痛，咯吐大量腥臭浊痰，甚则脓血痰。

3）脓血浊痰吐入水中，沉者是痈脓，浮者是痰；口啖生黄豆或生豆汁不觉有腥味者，便为肺痈。

(2) 西医诊断

1）肺部病侧呼吸音降低或闻及湿啰音。慢性病变还可见“爪甲紫而带弯”，指端呈鼓槌样。

2）血常规化验，白细胞总数及中性粒细胞增高；X线检查，胸片可见大片浓密炎症阴影或透光区及液平面；支气管碘油造影、纤维支气管镜检查等，有助于西医肺脓肿的诊断。

5.2 药酒技术在肺痈中的应用

5.2.1 技术一

药物组成 苇茎30g，鱼腥草60g，金银花20g，冬瓜仁24g，桔梗12g，甘草9g，桃仁10g，黄酒5000ml。

制备方法 先将上药切碎，加清水2000ml，用文火煎煮至半，再入黄酒煮沸，离火，置容器中，密封，浸泡3日后，过滤去渣即成。

用法 口服：每次服30～100ml，日服3次。

主治 肺痈，已溃、未溃均可用之。

注意事项 忌食鱼、虾、鸡及辛辣等食物。

5.2.2 技术二

药物组成 连翘18g，金银花、鲜芦根各30g，冬瓜仁15g，瓜蒌仁12g，杏仁、桑叶各10g，薄荷、桔梗各6g，生甘草9g，黄酒4000ml。

制备方法 先将上药切碎，加水适量煎至浓汁后，再加黄酒煮沸，离火，置容器中，密封，浸泡3日后，过滤去渣，即成。

用法 口服：每次服30～80ml，日服3次。

主治 肺痈初起。

注意事项 胸痛甚者加犀黄丸3g，每次1g，随药酒吞服。水煎沸后改用文火熬煎，以免药性挥发。

5.2.3 技术三

药物组成 薏苡仁、芡实各25g，白酒500ml。

制备方法 先将前2味洗净，去杂质，置容器中，加入白酒，密封，浸泡，并经常摇动，15日后，过滤去渣，即可取用。

用法 口服：每次服10～15ml，日服2次。

主治 脾虚腹泻，肌肉酸重，关节疼痛，水肿，白带，肺痈，肠痈等症。

注意事项 上述各病症皆因脾虚湿胜所致者，故用之多效。若肺痈、肠痈属热毒者忌服。

5.2.4 技术四

药物组成 金荞麦根茎（干品）250g，黄酒1250ml。

制备方法 上药加黄酒密封蒸煮3小时，取净汁1000ml，加入防腐剂备用。

用法 口服：每次服40ml，小儿酌减，日服3次。

主治 肺脓肿病情迁延、不易破溃者（即高热持续不退，脓液排不出或排不尽者）。

6 心悸

6.1 心悸概述

6.1.1 概念

心悸是因外感或内伤，致气血阴阳亏虚，心失所养；或痰饮瘀血阻滞，心脉不畅，引起以心中急剧跳动，惊慌不安，甚则不能自主为主要临床表现的一种病证。

心悸因惊恐、劳累而发，时作时止，不发时如常人，病情较轻者为惊悸；若终日悸动，稍劳尤甚，全身情况差，病情较重者为怔忡。怔忡多伴惊悸，惊悸日久不愈者亦可转为怔忡。

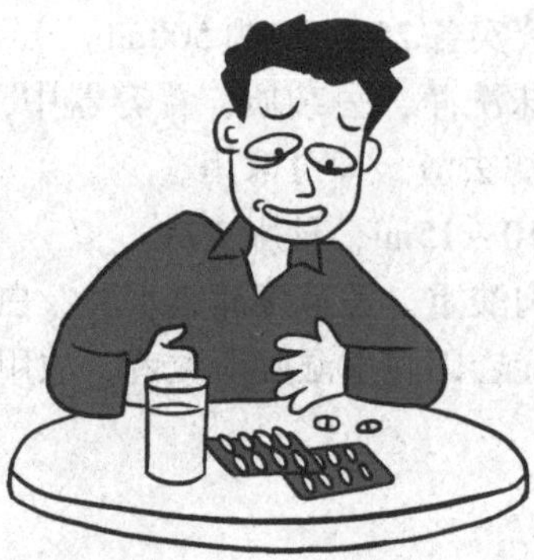

心悸是心脏常见病证，为临床多见，除可由心本身的病变引起外，也可由它脏病变波及于心而致。根据本病的临床表现，西医学的各种原因引起的心律失常，如心动过速、心动过缓、过早搏动、心房颤动或扑动、房室传导阻滞、病态窦房结综合征、预激综合征及心功能不全、神经官能症等，凡以心悸为主要临床表现时，均可参考。

心悸的病性主要有虚实两方面。虚者为气血阴阳亏损，心神失养而致。实者多由痰火扰心，水饮凌心及瘀血阻脉而引起。虚实之间可以相互夹杂或转化。心悸虚证由脏腑气血阴阳亏虚、心神失养所致，治当补益气血，调理阴阳，以求气血调畅，阴平阳秘，并配合应用养心安神之品，促进脏腑功能的恢复。心悸实证常因于痰饮、瘀血等所致，治当化痰、涤饮、活血化瘀，并配合应用重镇安神之品，以求邪去正安，心神得宁。临床上心悸表现为虚实夹杂时，当根据虚实之多少，攻补兼施，或以攻邪为主，或以扶正为主。

6.1.2 病因病机

(1) 中医病因病机

1）体虚久病：禀赋不足，素体虚弱，或久病失养，劳欲过度，气血阴阳亏虚，以致心失所养，发为心悸。

2）饮食劳倦：嗜食膏粱厚味，蕴热化火生痰，或伤脾滋生痰浊，痰火扰心而致心悸。劳倦太过伤脾，或久坐卧伤气，引起生化之源不足，而致心血虚少，心失所养，神不潜藏，而发为心悸。

3）七情所伤：平素心虚胆怯，突遇惊恐或情怀不适，悲哀过极，忧思不解等七情扰动，忤犯心神，心神动摇，不能自主而心悸。

4）感受外邪：风寒湿三气杂至，合而为痹，痹证日久，复感外邪，内舍于心，痹阻心脉，心之气血运行受阻，发为心悸；或风寒湿热之邪，由血脉内侵于心，耗伤心之气血阴阳，亦可引起心悸。如温病、疫毒均可灼伤营阴，心失所养而发为心悸。或邪毒内扰心神，心神不安，也可发为心悸，如春温、风温、暑温、白喉、梅毒等病，往往伴见心悸。

5）药物中毒：药物过量或毒性较剧，损害心气，甚则损伤心质，引起心悸，如附子、乌头，或西药锑剂、洋地黄、奎尼丁、肾上腺素、阿托品等，当用药过量或不当时，均能引发心动悸、脉结代等证候。

心悸的发病，或由惊恐恼怒，动摇心神，致心神不宁而为惊悸；或因久病体虚，劳累过度，耗伤气血，心神失养，若虚极邪盛，无惊自悸，悸动不已，则成为怔忡。

心悸的病位主要在心，由于心神失养，心神动摇，悸动不安。但其发病与脾、肾、肺、肝四脏功能失调相关。如脾不生血，心血不足，心神失养则动悸。脾失健运，痰湿内生，扰动心神，心神不安而发病。肾阴不足，不能上制心火，或肾阳亏虚，心阳失于温煦，均可发为心悸。肺气亏虚，不能助心以主治节，心脉运行不畅则心悸不安。肝气郁滞，气滞血瘀，或气郁化火，致使心脉不畅，心神受扰，都可引发心悸。

(2) 西医病因病机

心律失常的发生机制包括冲动形成的异常和（或）冲动传导的异常。

1）冲动形成的异常：窦房结、结间束、冠状窦口附近、房室结的远端和希氏束-普肯野系统等处的心肌细胞均具有自律性。自主神经系统兴奋性改变或其内在病变，均可导致不适当的冲动发放。此外，原来无自律性的心肌细胞，如心房、心室肌细胞，亦可在病理状态下出现异常自律性，诸如心肌缺血、药物、电解质紊乱、儿茶酚胺增多等均可导致自律性异常增高而形成各种快速性心律失常。触发活动是指心房、心室与希氏束–普肯野组织在动作电位后产生除极活动，被称为后除极。若后除极的振幅增高并达到阈值，便可引起反复激动，持续的反复激动即构成快速性心律失常。它可见于局部出现儿茶酚胺浓度增高、心肌缺血–再灌注、低血钾、高血钙及洋地黄中毒时。

2）冲动传导异常：折返是快速心律失常的最常见发生机制。产生折返的基本条件是传导异常，它包括：①心脏两个或多个部位的传导性与不应期各不相同，相互连接形成一个闭合环；②其中一条通道发生单向传导阻滞；③另一通道传导缓慢，使原先发生阻滞的通道有足够时间恢复兴奋性；④原先阻滞的通道再次激动，从而完成一次折返激动。冲动在环内反复循环，产生持续而快速的心律失常。冲动传导至某处心肌，如适逢生理性不应期，可形成生理性阻滞或干扰现象。传导障碍并非由于生理性不应期所致者，称为病理性传导阻滞。

6.1.3 临床表现

心悸的基本证候特点是发作性心慌不安，心跳剧烈，不能自主，或一过性、阵发性，或持续时间较长，或一日数次发作，或数日一次发作。常兼见胸闷气短，神疲乏力，头晕喘促，甚至不能平卧，以至出现晕厥。其脉象表现或数或迟，或乍疏乍数，并以结脉、代脉、促脉、涩脉为常见。

心悸失治、误治，可以出现变证。若心悸兼见浮肿尿少，形寒肢冷，坐卧不安，动则气喘，脉疾数微，此为心悸重症心肾阳虚、水饮凌心的特点。若心悸突发，喘促，不得卧，咯吐泡沫痰，或为粉红色痰涎，或夜间阵发咳嗽，尿少肢肿，脉数细微，此为心悸危症水饮凌心射肺之特点。若心悸突见面色苍白，大汗淋漓，四肢厥冷，喘促欲脱，神志淡漠，此为心阳欲脱之危证。若心悸脉象散乱，极疾或极迟，面色苍白，口唇紫绀，突发意识丧失，肢体抽搐，短暂即恢复正常而无后遗症，或一厥不醒，为心悸危症晕厥之特点。

6.1.4 临床诊断

（1）中医诊断

1）自觉心慌不安，心跳剧烈，神情紧张，不能自主，心搏或快速，或心跳过重，或忽跳忽止，呈阵发性或持续不止。

2）伴有胸闷不适，易激动，心烦，少寐多汗，颤动，乏力，头晕等。中老年发作频繁者，可伴有心胸疼痛，甚至喘促，肢冷汗出，或见晕厥。

3）常由情志刺激、惊恐、紧张、劳倦过度、饮酒饱食等原因诱发。

4）可见有脉象数、疾、促、结、代、沉、迟等变化。

（2）西医诊断

心电图、血压、X 线胸部摄片等检查有助于明确诊断。

6.2 药酒技术在心悸中的应用

6.2.1 技术一

药物组成 麦冬 30g，枸杞子仁、白茯苓、当归身、龙眼肉各 15g，生地 24g，甜酒 2500ml。

制备方法 将前 6 味捣碎，入布袋，置容器中，加入甜酒，密封，浸泡 7 日后即可饮用。

用法 口服：每次服 30～100ml，每日早、晚各服 1 次。

主治 心血不足，惊悸怔忡，头晕失眠，健忘等症。

6.2.2 技术二

药物组成 龙眼肉 250g，白酒 1500ml。

制备方法 将上药置器中，加入白酒，密封，浸泡 30 日后即可取用。

用法 口服：每次服 15～30ml，每日早、晚各服 1 次。

主治 虚劳羸弱，惊悸，失眠，怔忡健忘，精神恍惚等症。

6.2.3 技术三

药物组成 破故纸、熟地、生地、天冬、麦冬、人参、当归、川芍、白芍、云茯苓、柏子仁、砂仁、石菖蒲、远志各 30g，木香 15g，白酒 2000ml。

制备方法 将前 15 味捣碎，入布袋，置容器中，注入白酒，放火上煮沸，密封，浸泡 5 日后，过滤，去渣，收贮备用。

用法 口服：不拘时候，每次温饮 10～20ml。

主治 气血不足，脾胃虚弱，怔忡健忘，头昏眼花。

6.2.4 技术四

药物组成 桑葚子、龙眼肉各 120g，烧酒 5000ml。

制备方法 将前 2 味捣碎，置容器中，加入白酒，密封，浸泡 10 日后即可取用。

用法 口服，不拘时候，随量饮服，勿醉。

主治 心脾两虚，阴虚血少所致的心悸失眠，体弱少力，耳聋目暗等症。

6.2.5 技术五

药物组成 人参30g，远志、石菖蒲各40g，茯苓25g，朱砂10g，柏子仁20g，白酒1500ml。

制备方法 上药除朱砂外均研成粗粉，入布袋，置容器中，加入白酒，密封，浸泡7日后去药袋，加入朱砂（研细末），即成。

用法 口服：每次空腹服10～15ml，每日早、晚各服1次。

主治 心悸健忘，体倦神疲。

6.2.6 技术六

药物组成 银花、牛膝、杜仲、五加皮各90g，枸杞子、桂圆肉、大生地、当归身各120g，大枣500g，红花、甘草30g，白糖、蜂蜜各1000g，低度白酒7500ml。

制备方法 将前12味（除白糖外）加工使碎，入布袋，置容器中，加入白酒和白糖、蜂蜜，密封，隔水加热后，取出后晾，浸泡数日后即可饮用。

用法 口服：每日服1盅（15～30ml），不可过量。

主治 肝肾精血不足，腰膝乏力，或筋骨不利，头晕目眩，心悸失眠等症，无明显症状，体质偏于肝肾虚弱者亦可饮。

6.2.7 技术七

药物组成 地黄、续断各60g，黄芪、牛膝各50g，山药、龙眼肉、当归各30g，制首乌、党参、茯苓、杜仲、大枣各40g，红花、甘草各10g，红糖800g，白酒8000ml。

制备方法 将前14味捣碎，置容器中，加入白酒4500ml，密封，浸泡14日，过滤去渣。残渣再加入白酒3500ml，密封，浸泡14日。过滤去渣，两次滤液混合，加入红糖（砂糖先用白酒少量加热溶化后），搅匀，两次滤液混合，加入红糖静置沉淀后取清液，贮瓶备用。

用法 口服：每次服20～30ml，每日早晨和晚上临睡前各服1次。

主治 脾肾两亏，气血双虚，心失所养，神不守舍所致的心悸健忘，失眠，多梦易醒，头晕目眩，肢倦神疲，饮食无味，面色无华，舌质淡，苔薄白，脉沉细者。

6.2.8 技术八

药物组成 生晒参45g，人参10g（每支7～10g），五味子200g，白酒6500ml。

制备方法 将五味子研碎，生晒参切片，混匀，按渗滤法，用白酒浸渍72小时，以每分钟3～5ml的速度渗滤，用白酒将渗滤液调至4500ml，分装10瓶，每瓶放入鲜人参1支（先洗刷干净），密封，浸泡，备用。

用法 口服：每次服20～30ml，日服2次。

主治 虚劳体倦，心悸气短，汗多肢倦，头晕心悸，健忘，少寐，面色少华，神经衰弱，舌淡苔白，脉细弱者。

注意事项 实热病证忌服，感冒时停服。

6.2.9 技术九

药物组成 鲜人参10支（每支7～10g），生晒参45g，北黄芪250g，白酒适量。

制备方法 将生晒参切片，浸于5倍量的白酒中15日，然后过滤取液备用。黄芪加水煎2次（每次加水500ml），合并煎液，滤过后浓缩至500ml。将生晒参浸渍液、黄芪浓缩液及适量白酒混匀，静置7日，滤取液，加白酒至4500ml，分装10瓶内。每瓶放入洗刷干净，完整的鲜人参1支，密封，待用。

用法 口服：每次服40ml，日服3次。

主治 神疲懒言，动则气短，心悸不宁，健忘，自汗出，怯寒肢冷，纳少便溏，舌淡苔薄白，脉虚软者。

注意事项 凡内有实火、温热病初起、肝阳上亢、外感邪实、阴虚火旺者慎用。

6.2.10 技术十

药物组成 丹参、五味子、栀子仁各20g，龙眼肉、党参各30g，白酒1500ml。

制备方法 将前5味加工使碎，入布袋，置容器中，加入白酒，密封，浸泡14日后，过滤去渣，即成。

用法 口服：每次服10～20ml，每日早、晚各服1次。

主治 心悸不安，怔忡健忘，体虚乏力，烦躁失眠。

6.2.11 技术十一

药物组成 大熟地90g，甘枸杞、白茯苓、山药、当归身各60g，薏苡仁、酸枣仁、续断、麦冬各30g，丁香、莲子肉各6g，木香、大茴香各15g，桂圆肉250g，白酒1000ml。

制备方法　将茯苓、山药、薏苡仁、莲肉研成细末，其余药物制成饮片，一起入布袋置容器内，加入白酒，密封，隔水加热药材浸透，取出静置数日后即成。

用法　口服：每次服25～50ml，日服3次，或不拘时候，适量饮用。

主治　心脾两虚，精神不足之神志不安，心悸失眠等症。平素气怯血虚弱者亦可服用。

6.2.12　技术十二

药物组成　茯苓、柏子仁（去油）、归身、麦门冬各30g，生地黄45g，酸枣仁15g，龙眼肉60g，白酒3000ml。

制备方法　将前7味药装于纱布袋内，与白酒一起置入容器中，密封浸泡15日以上。密封泡浸期间可加温2～3次，以利有效成分析出。

用法　口服：每日早、晚各服1次，每次服30ml。

主治　心悸征忡，倦怠乏力，面色不华，烦躁，失眠，梦易醒。

注意事项　脾胃虚弱，症见腹满肠鸣，泄泻者忌服。

6.2.13　技术十三

药物组成　黄芪、枸杞子各20g，人参（可用生晒参）、酸枣仁、灵芝各10g，鹿茸、五味子各5g，蜂蜜200g，白酒1000ml。

制备方法　将上药共研为粗末，纱布袋装，扎口，置于容器中，加入白酒浸泡，密封。14日后启封，取出药袋，压榨取液。先将压榨所得药液与药酒合并，再加蜂蜜调均匀、过滤后装瓶备用。

用法　口服：每次服10～20ml，日服3次。

注意事项　实热者忌服。

7 胸痹心痛

7.1 胸痹心痛概述

7.1.1 概念

胸痹心痛是由于正气亏虚，饮食、情志、寒邪等所引起的以痰浊、瘀血、气滞、寒凝痹阻心脉，以膻中或左胸部发作性憋闷、疼痛为主要临床表现的一种病证。轻者偶发短暂轻微的胸部沉闷或隐痛，或为发作性膻中或左胸含糊不清的不适感；重者疼痛剧烈，或呈压榨样绞痛。常伴有心悸，气短，呼吸不畅，甚至喘促，惊恐不安，面色苍白，冷汗自出等。多由劳累、饱餐、寒冷及情绪激动而诱发，亦可无明显诱因或安静时发病。

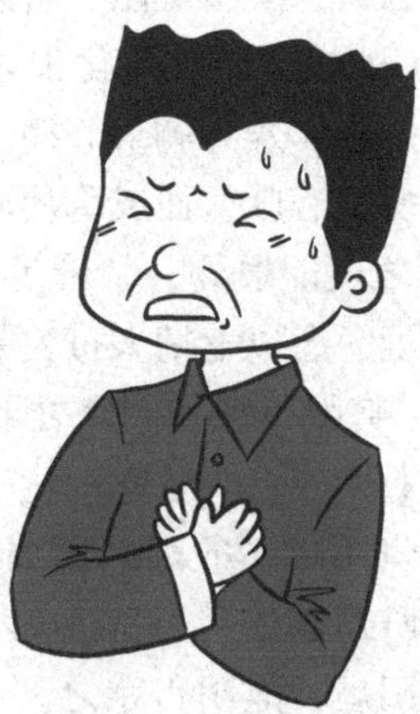

胸痹心痛的病机关键在于外感或内伤引起心脉痹阻，其病位在心，但与肝、脾、肾三脏功能的失调有密切的关系。因心主血脉的功能正常，有赖于肝主疏泄，脾主运化，肾藏精主水等功能正常。其病性有虚实两方面，常常为本虚标实，虚实夹杂，虚者多见气虚、阳虚、阴虚、血虚，尤以气虚、阳虚多见；实者不外气滞、寒凝、痰浊、血瘀，并可交互为患，其中又以血瘀、痰浊多见。但虚实两方面均以心脉痹阻不畅，不通则痛为病机关键。发作期以标实表现为主，血瘀、痰浊为突出，缓解期主要有心、脾、肾气血阴阳之亏虚，其中又以心气虚、心阳虚最为常见。

针对本病本虚标实，虚实夹杂，发作期以标实为主，缓解期以本虚为主的病机特点，其治疗应补其不足，泻其有余。本虚宜补，权衡心之气血阴阳之不足，有无兼见肝、脾、肾脏之亏虚，调阴阳补气血，调整脏腑之偏衰，尤应重视补心气、温心阳；标实当泻，针对气滞、血瘀、寒凝、痰浊而理气、活血、温通、化痰，尤重活血通络、理气化痰。补虚与祛邪的目的都在于使心脉气血流通，通则不痛，故活血通络法在不同的证型中可视病情，随证配合。

7.1.2 病因病机

(1) 中医病因病机

1）年老体虚：本病多发于中老年人，年过半百，肾气渐衰。肾阳虚衰则不能鼓动五脏之阳，引起心气不足或心阳不振，血脉失于阳之温煦、气之鼓动，则气血运行滞涩不畅，发为心痛；若肾阴亏虚，则不能滋养五脏之阴，阴亏则火旺，灼津为痰，痰热上犯于心，心脉痹阻，则为心痛。

2）饮食不当：恣食肥甘厚味或经常饱餐过度，日久损伤脾胃，运化失司，酿湿生痰，上犯心胸，清阳不展，气机不畅，心脉痹阻，遂成本病；或痰郁化火，火热又可炼液为痰，灼血为瘀，痰瘀交阻，痹阻心脉而成心痛。

3）情志失调：忧思伤脾，脾虚气结，运化失司，津液不行，聚而为痰，痰阻气机，气血运行不畅，心脉痹阻，发为胸痹心痛。或郁怒伤肝，肝郁气滞，郁久化火，灼津成痰，气滞痰浊痹阻心脉，而成胸痹心痛。沈金鳌《杂病源流犀烛·心病源流》认为七情除“喜之气能散外，余皆足令心气郁结而为痛也”。由于肝气通于心气，肝气滞则心气涩，所以七情太过，是引发本病的常见原因。

4）寒邪内侵：素体阳虚，胸阳不振，阴寒之邪乘虚而入，寒凝气滞，胸阳不展，血行不畅，而发本病。《素问·举痛论》：“寒气入经而稽迟，泣而不行，客于脉外则血少，客于脉中则气不通，故卒然而痛。”《诸病源候论·心腹痛病诸候》曰：“心腹痛者，由腑脏虚弱，风寒客于其间故也。”《医门法律·中寒门》云：“胸痹心痛，然总因阳虚，故阴得乘之。”阐述了本病由阳虚感寒而发作，故天气变化、骤遇寒凉而诱发胸痹心痛。

(2) 西医病因病机

当冠状动脉的供血与心肌的需血之间发生矛盾，冠状动脉血流量不能满足心肌代谢的需要，引起心肌急剧的、暂时的缺血缺氧时，即可发生心绞痛。心肌氧耗的多少主要由心肌张力、心肌收缩强度和心率所决定，故常用“心率×收缩压”（即二重乘积）作为估计心肌氧耗的指标。心肌能量的产生要求大量的氧供，心肌细胞摄取血液氧含量的65%～75%，而身体其他组织则仅摄取10%～25%。因此心肌平时对血液中氧的吸取已接近于最大量，氧供需再增加时已难从血液中更多地摄取氧，只能依靠增加冠状动脉的血流量来提供。在正常情况下，冠状循环有很大的储备力量，其血流量可随身体的生理情况而有显著的变化；在剧烈体力活动时，冠状动脉适当地扩张，血流量可增加到休息时的6~7倍。缺氧时，冠状动脉也扩张，能使血流量增加4~5倍。动脉粥样硬化而致冠状动脉狭窄或部分分支闭塞时，其扩张性减弱，血流量减少，且对心肌的供血量相对地比较固定。心肌的血液供应如减低到尚能应付心脏平时的需要，则休息时可无症状。一旦心脏负荷突然增加，如劳累、激动、左心衰竭等，使心肌张力增加、心肌收缩力增加和心率增快等而致心肌氧耗量增加时，心肌对血液的需求增加，而冠脉的供血已不能相应增加，即可引起心绞痛。在多数情况下，劳力诱发的心绞痛常在同一“心率×收缩压”的水平上发生。产生疼痛感觉的直接因素，可能是在缺血缺氧的情况下，心肌内积聚过多的代谢产物，如乳酸、丙酮酸、磷酸等酸性物质，或类似激肽的多肽类物质，刺激心脏内自主神经的传入纤维末梢，经1~5胸交感神经节和相应的脊髓段，传至大脑，产生疼痛感觉。这种痛觉反映在与自主神经进入水平相同脊髓段的脊神经所分布的区域，即胸骨后及两臂的前内侧与小指，尤其是在左侧，而多不在心脏部位。有人认为，在缺血区内富有神经供应的冠状血管的异常牵拉或收缩，可以直接产生疼痛冲动。

7.1.3 临床表现

本病以胸闷、心痛、短气为主要证候特征。《金匮要略·胸痹心痛短气病》即首次将胸闷、心痛、短气三症同时提出，表明张仲景对本病认识的深化。多发于40岁以上的中老年人，表现为胸骨后或左胸发作性闷痛，不适，甚至剧痛向左肩背沿手少阴心经循行部位放射，持续时间短暂，常由情志刺激、饮食过饱、感受寒冷、劳倦过度而诱发，亦可在安静时或夜间无明显诱因而发病。多伴有短气乏力，自汗心悸，甚至喘促，脉结代。多数患者休息或除去诱因后症状可以缓解。

胸痹心痛以胸骨后或心前区发作性闷痛为主，亦可表现为灼痛、绞痛、刺痛或隐痛、含糊不清的不适感等，持续时间多为数秒钟至15分钟之内。若疼痛剧烈，持续时间长达30分钟以上，休息或服药后仍不能缓解，伴有面色苍白，汗出，肢冷，脉结代，甚至旦发夕死，夕发旦死，为真心痛的证候特征。

本病舌象、脉象表现多种多样，但因临床以气虚、阳虚、血瘀、痰浊的病机为多，故以相应的舌象、脉象多见。

7.1.4 临床诊断

(1) 中医诊断

1）左侧胸膺或膻中处突发憋闷而痛，疼痛性质为灼痛、绞痛、刺痛或隐痛、含糊不清的不适感等，疼痛常可窜及肩背、前臂、咽喉、胃脘部等，甚者可沿手少阴、手厥阴经循行部位窜至中指或小指，常兼心悸。

2）突然发病，时作时止，反复发作。持续时间短暂，一般几秒至数十分钟，经休息或服药后可迅速缓解。

3）多见于中年以上，常因情志波动，气候变化，多饮暴食，劳累过度等而诱发。亦有无明显诱因或安静时发病者。

(2) 西医诊断

心电图应列为必备的常规检查，必要时可作动态心电图、标测心电图和心功能测定、运动试验心电图。休息时心电图明显心肌缺血，心电图运动试验阳性，有助于诊断。

7.2 药酒技术在胸痹心痛中的应用

7.2.1 技术一

药物组成 灵芝30g，丹参、三七各5g，白酒500ml。

制备方法 将前3味切碎，置容器中，加入白酒，密封，每日振摇数下，浸泡15日后，过滤去渣即成。

用法 口服：每次服20～30ml，日服2次。

主治 冠心病，神经衰弱等。

7.2.2 技术二

药物组成 栀子、三七粉各10g，丹参15g，瓜蒌、薤白、豆豉各30g，冰糖200g，白酒500ml。

制备方法 将前6味切片或捣碎，置容器中，加入白酒和冰糖，密封，浸泡7日后，过滤去渣，即得。

用法 口服：每次服10～30ml，日服2次。预防每晚临睡前服1次。

主治 治疗并可预防冠心病心绞痛。

7.2.3 技术三

药物组成 山楂、延胡索、丹参各30g，白酒1000ml。

制备方法 将上药切成小片，与白酒一起置入容器中，密封浸泡15日以上即可饮用。

用法 口服：每日早、午、晚各服1次，每次服15～30ml。

主治 冠心病、高脂血症。

注意事项 凡脾胃虚弱，症见腹满，肠鸣，泄泻者不宜服用。

7.2.4 技术四

药物组成 瓜蒌皮、葛根各25g，檀香、红花各15g，桃仁、延胡索各20g，丹参30g，白酒1000ml。

制备方法 将上药切碎研成粗粉，装入纱布袋，扎口，白酒浸泡1个月后即可饮用。

用法 口服：每日晚上服10ml。

主治 痰瘀闭阻型冠心病及胸闷心痛，体胖痰多，身重困倦等。

7.2.5 技术五

药物组成 当归、冬虫夏草各18g，人参、红花、川芎、橘络、薤白各15g，白酒1000ml，白糖150g。

制备方法 上药研成粗末，装入纱布袋，扎口，白酒浸泡。15日后过滤去渣，滤液中溶入白糖备用。

用法 口服：每日晚上服10～15ml。

主治 冠心病（气虚血瘀型）以及心胸隐痛，胸闷气短，动则喘息，心悸心慌。

7.2.6 技术六

药物组成 人参6g（或党参15g），丹参、山楂各30g，白酒500ml。

制备方法 上药研成粗末，纱布袋装，扎口，白酒浸泡。15日后过滤，去渣，留液瓶备用。

用法 口服：每次服10～15ml，日服2～3次。

主治 冠心病，气虚血瘀型胸痹证。

8 眩晕（高血压病）

8.1 眩晕（高血压病）概述

8.1.1 概念

眩晕是由于情志、饮食内伤、体虚久病、失血劳倦及外伤、手术等病因，引起风、火、痰、瘀上扰清空或精亏血少，清窍失养为基本病机，以头晕、眼花为主要临床表现的一类病证。眩即眼花，晕是头晕，两者常同时并见，故统称为“眩晕”，其轻者闭目可止，重者如坐车船，旋转不定，不能站立，或伴有恶心、呕吐、汗出、面色苍白等症状。

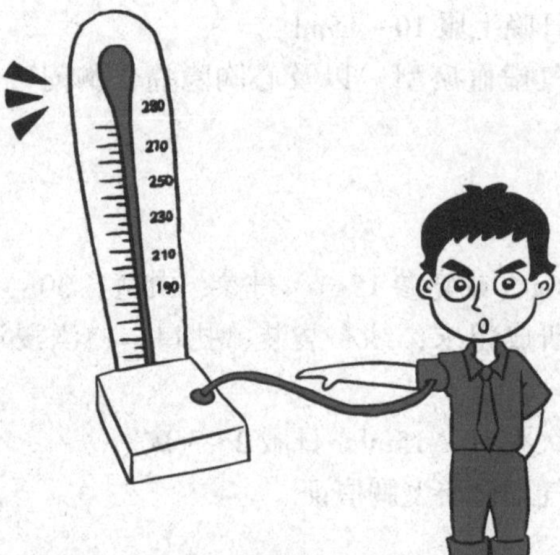

本病病位在清窍，由气血亏虚、肾精不足致脑髓空虚，清窍失养，或肝阳上亢、痰火上逆、瘀血阻窍而扰动清窍发生眩晕，与肝、脾、肾三脏关系密切。眩晕的病性以虚者居多，故张景岳谓“虚者居其八九”，如肝肾阴虚、肝风内动，气血亏虚、清窍失养，肾精亏虚、脑髓失充。眩晕实证多由痰浊阻遏，升降失常，痰火气逆，上犯清窍，瘀血停着，痹阻清窍而成。眩晕的发病过程中，各种病因病机，可以相互影响，相互转化，形成虚实夹杂；或阴损及阳，阴阳两虚。肝风、痰火上扰清窍，进一步发展可上蒙清窍，阻滞经络，而形成中风；或突发气机逆乱，清窍暂闭或失养，而引起晕厥。

眩晕的治疗原则主要是补虚而泻实，调整阴阳。虚证以肾精亏虚、气血衰少居多，精虚者填精生髓，滋补肝肾；气血虚者宜益气养血，调补脾肾。实证则以潜阳、泻火、化痰、逐瘀为主要治法。

8.1.2 病因病机

(1) 中医病因病机

1）情志内伤：素体阳盛，加之恼怒过度，肝阳上亢，阳升风动，发为眩晕；或因长期忧郁恼怒，气郁化火，使肝阴暗耗，肝阳上亢，阳升风动，上扰清空，发为眩晕。

2）饮食不当：饮食不节，损伤脾胃，脾胃虚弱，气血生化无源，清窍失养而作眩晕；或嗜酒肥甘，饥饱劳倦，伤于脾胃，健运失司，以致水谷不化精微，聚湿生痰，痰湿中阻，浊阴不降，引起眩晕。

3）外伤手术：头部外伤或手术后，气滞血瘀，痹阻清窍，发为眩晕。

4）体虚、久病、失血、劳倦过度：肾为先天之本，藏精生髓，若先天不足，肾精不充，或者年老肾亏，或久病伤肾，或房劳过度，导致肾精亏虚，不能生髓，而脑为髓之海，髓海不足，上下俱虚，而发生眩晕。或肾阴素亏，肝失所养，以致肝阴不足，阴不制阳，肝阳上亢，发为眩晕。大病久病或失血之后，虚而不复，或劳倦过度，气血衰少，气血两虚，气虚则清阳不展，血虚则脑失所养，皆能发生眩晕。

(2) 西医病因病机

原发性高血压的病因为多因素，可分为遗传和环境因素两个方面。高血压是遗传易感性和环境因素相互作用的结果。一般认为在比例上，遗传因素约占40%，环境因素约占60%。

1）遗传因素：高血压具有明显的家族聚集性，父母均有高血压，子女的发病概率高达46%，约60%高血压患者可询问到有高血压家族史。高血压的遗传可能存在主要基因显性遗传和多基因关联遗传两种方式。在遗传表型上，不仅血压升高发生率体现遗传性，而且在血压高度、并发症发生以及其他有关因素方面，如肥胖，也有遗传性。

2）环境因素：饮食不同地区人群血压水平和高血压患病率与钠盐平均摄入量显著有关，摄盐越多，血压水平和患病率越高，但是同一地区人群中个体间血压水平与摄盐量并不相关，摄盐过多导致血压升高主要见于对盐敏感的人群中。钾摄入量与血压呈负相关。饮食中钙摄入对血压的影响尚有争议，多数人认为饮食低钙与高血压发生有关。高蛋白质摄入属于升压因素，动物和植物蛋白质均能升压。饮食中饱和脂肪酸或饱和脂肪酸/不饱和脂肪酸比值较高也属于升压因素。

饮酒量与血压水平线性相关，尤其与收缩压，每天饮酒量超过50g乙醇者高血压发病率明显增高。

精神应激城市脑力劳动者高血压患病率超过体力劳动者，从事精神紧张度高的职业者发生高血压的可能性较大，长期生活在噪声环境中听力敏感性减退者患高血压也较多。高血压患者经休息后往往症状和血压可获得一定改善。

3）其他因素：体重超重或肥胖是血压升高的重要危险因素。体重常是衡量肥胖程度的指标，一般采用体重指数（BMI），即体重（kg）/身高（m）（20～24为正常范围）。腰围反映向心性肥胖程度。高血压患者约1/3有不同程度肥胖。血压与BMI呈显著正相关。肥胖的类型与高血压发生关系密切，腹型肥胖者容易发生高血压。

服避孕药妇女血压升高发生率及程度与服用时间长短有关。35岁以上妇女容易出现血压升高。口服避孕药引起的高血压一般为轻度，并且可逆转，在终止避孕药后3～6个月血压常恢复正常。

睡眠呼吸暂停低通气综合征（SAHS）是指睡眠期间反复发作性呼吸暂停。有中枢性和阻塞性之分，后者主要是上呼吸道特别是鼻咽部有狭窄的病理基础，如腺样和扁桃体组织增生、软腭松弛、腭垂过长、舌根部脂肪浸润后垂以及下腭畸形等。睡眠呼吸暂停低通气综合征患者50%有高血压，血压高度与睡眠呼吸暂停低通气综合征病程有关。

高血压的发病机制，即遗传与环境因素通过什么途径和环节升高血压，至今还没有一个完整统一的认识。其原因如下：

第一，高血压不是一种均匀同质性疾病，不同个体之间病因和发病机制不尽相同。

第二，高血压的病程较长，进展一般较缓慢，不同阶段有始、维持和加速等不同机制参与。

第三，参与血压正常生理调节的机制不等于高血压发病机制，某一种机制的异常或缺陷常被其他各种机制代偿。

第四，高血压的发病机制与高血压引起的病理生理变化很难截然分开，血压的波动性和高血压定义的人为性以及发病时间的模糊性也使始动机制很难确定。

从血流动力学角度，血压主要决定于心排出量和体循环周围血管阻力，平均动脉血压（MBP）＝合排血量（CO）×总外周血管阻力（PR）。高血压的血流动力学特征主要是总外周血管阻力相对或绝对增高。从总外周血管阻力增高出发，目前高血压的发病机制较集中在交感神经系统活性亢进、肾性水钠潴留、肾素-血管紧张素-醛固酮系统（RAAS）激活、细胞膜离子转运异常、胰岛素抵抗等几个环节。

8.1.3 临床表现

本病的临床表现特征是头晕与目眩，轻者仅眼花，头重脚轻，或摇晃浮沉感，闭目即止；重则如坐车船，视物旋转，甚则欲仆。或兼目涩耳鸣，少寐健忘，腰膝酸软；或恶心呕吐，面色苍白，汗出肢冷等。发作间歇期长短不一，可为数月发作一次，亦有一月数次。常可有情志不舒的诱因，但也可突然起病，并可逐渐加重。眩晕若兼头胀而痛，心烦易怒，肢麻震颤者，应警惕发生中风。正如清代李用梓《证治汇补·卷一·中风》所说："平人手指麻木，不时眩晕，乃中风先兆，须预防之。"

8.1.4 临床诊断

（1）中医诊断

1）头晕目眩，视物旋转，轻者闭目即止，重者如坐车船，甚则仆倒。

2）可伴有恶心呕吐，眼球震颤，耳鸣耳聋，汗出，面色苍白等。

3）多慢性起病，反复发作，逐渐加重。也可见急性起病者。

（2）西医诊断

常规检查的项目是尿常规，血糖，血胆固醇，血甘油三酯，肾功能，血尿酸和心电图。这些检查有助于发现相关的危险因素和靶器官损害。部分患者根据需要和条件可以进一步检查眼底、超声心动图、血电解质、低密度脂蛋白胆固醇与高密度脂蛋白胆固醇。

如果为了更进一步了解高血压患者病理生理状况和靶器官结构与功能变化，可以有目的地选择一些特殊检查，例如24小时动态血压监测（ABPM），踝/臂血压比值，心率变异，颈动脉内膜中层厚度（IMT），动脉弹性功能测定，血浆肾素活性（PRA）等。24小时动态血压监测有助于判断血压升高严重程度，了解血压昼夜节律，指导降压治疗以及评价降压药。

8.2 药酒技术在眩晕中的应用

8.2.1 技术一

药物组成 甘菊花500g，生地黄、当归、枸杞子各200g，糯米1000g，酒曲适量。

制备方法 将前4味加水5000ml，煎取浓汁，糯米水浸，沥干，蒸熟候冷，置容器中，再加入药汁、酒曲（先研末），搅匀密封，置保温处令发酵，7日后酒熟即可服用。

用法　口服：每次服 20～30ml，日服 2 次。

主治　眩晕，头风，耳鸣，耳聋，痿痹等，有消百病之功。

8.2.2　技术二

药物组成　生杜仲、桑寄生、黄芩、双花（金银花）各 100g，通草 5g，当归 50g，红花 1g，50% 乙醇 1000ml。

制备方法　将前 7 味加工使碎，置容器中，加入白酒（50%），密封，浸泡 7～14 日后过滤，自滤器上添加 50% 乙醇至 1000ml 即得。

用法　口服：成人每次服 2～5ml，日服 2 次。

主治　高血压。

8.2.3　技术三

药物组成　枸杞子、龙眼肉各 60g，白酒 500ml。

制备方法　将前 2 味捣碎，置容器中，加入白酒，密封，经常摇动，浸泡 7 日后，过滤去渣即成。

用法　口服：每次服 10～15ml，日服 2 次。

主治　头晕目眩，目昏多泪，腰酸肢倦，健忘，失眠，食欲缺乏，神志不安等症。

8.2.4　技术四

药物组成　桑葚 1000g，糯米 500g，甜酒曲 200g。

制备方法　将桑葚捣烂，加水 3000ml，煎取浓汁（约 1000ml），候凉，待用。糯米水浸沥蒸熟，候凉，置容器中，加入酒曲（研末），药汁拌匀，密封，如常法酿酒。7～10 日酿成，去渣即得。

用法　口服：每次服 15ml，日服 3 次，或不拘时，徐徐饮之。

主治　眩晕，耳鸣目暗，失眠，消渴，便秘，可用于高血压，神经衰弱，糖尿病，习惯性便秘，须发早白等。

8.2.5　技术五

药物组成　九月菊、鲜石菖蒲、鲜木瓜各 20g，桑寄生 30g，小茴香 10g，烧酒 3000ml。

制备方法　将前 5 味捣碎，入布袋，置容器中，加入烧酒，密封，浸泡 7 日后即可饮用。

用法　口服：每日早晨温服 1 小杯（约 10～20ml）。

主治 眩晕，耳鸣，阳虚恶风，消化不良，行走无力等。

8.2.6 技术六

药物组成 白菊花、白茯苓各500g，白酒3000ml。

制备方法 将前2味捣碎，置容器中，加入白酒，密封，浸泡7日后，过滤去渣即得。

用法 口服：每次服15～30ml，日服3次。

主治 眼目昏花，头痛眩晕，目赤肿痛。

8.2.7 技术七

药物组成 薯蓣（即山药）、白术、五味子、丹参各240g，防风300g，山茱萸2000g，人参60g，生姜180g，白酒7000ml。

制备方法 将前8味细锉，入布袋，置容器中，加入白酒，密封，浸泡5～7日，滤去渣即得。

用法 口服：每次服20～30ml，日服2次。

主治 头风眩晕。

8.2.8 技术八

药物组成 怀山药、玉竹各2000g，灵芝250g，茯苓、麦冬、泽泻（盐制）各1500g，五味子50g，人参700g，山茱萸100g，熟地、红曲各500g，丹皮150g，白酒200kg，蔗糖24kg。

制备方法 将前12味研成粗粉，用白酒作溶剂，浸渍10～15日，收集滤液。另取蔗糖制成糖浆，加入滤液内，搅匀，静置，滤过即成补酒。

用法 口服：每次服15～20ml，日服2次。

主治 头晕目眩，精神疲倦，心悸气短，自汗盗汗，失眠健忘，腰膝无力，舌红苔薄，脉细数者。

8.2.9 技术九

药物组成 干地龙200g，白酒500ml。

制备方法 将干地龙捣碎，与白酒一起置入容器中，密封浸泡，每日摇动1次，7日后滤过去渣即成。

用法 口服：每日早、中、晚各服1次，每次服10～15ml。

主治 原发性高血压。

9 胃痛

9.1 胃痛概述

9.1.1 概念

胃痛，又称胃脘痛，凡由于脾胃受损，气血不调所引起上腹胃脘部近心窝处疼痛为主症的病证。

“胃脘痛”之名最早记载于《内经》，并首先提出胃痛的发生与肝、脾有关，历代文献中所称的“心痛”、“心下痛”，多指胃痛而言。如《素问·六元正纪大论》说：“民病胃脘当心而痛。”直至金元时期代，《兰室秘藏》首立“胃脘痛”一门，将胃脘痛的症候、病因病机和治法明确区分于心痛，使胃痛成为独立的病证。此后，明清时代进一步澄清了心痛与胃痛相互混淆之论，丰富了胃痛的内容。《医学正传》说：“古方九种心痛……。详其所由，皆在胃脘，而实不在于心。”至于心脏疾患所引起的心痛症，《黄帝内经》曾指出：“真心痛，手足青至节，心痛甚，旦发夕死，夕发旦死”，在临床上与胃痛是有区别的，为后世辨治胃痛奠定了基础。

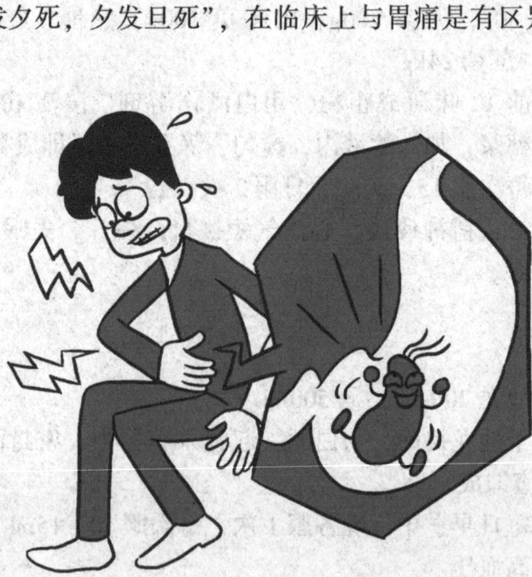

9.1.2 病因病机

(1) 中医病因病机

胃痛的发生，主要由外邪犯胃、饮食伤胃、情志不畅和脾胃素虚等，导致胃气郁滞，胃失和降，不通则痛。

胃主受纳，腐熟水谷，若寒邪客于胃中，寒凝不散，阻滞气机，可致胃气不和而疼痛；或因饮食不节，饥饱无度，或过食肥甘，食滞不化，气机受阻，胃失和降引起胃痛；肝对脾胃有疏泄作用，如因恼怒抑郁，气郁伤肝，肝失条达，横逆犯胃，亦可发生胃痛；若劳倦内伤，久病脾胃虚弱，或禀赋不足，中阳亏虚，胃失温养，内寒滋生，中焦虚寒而痛；亦有气郁日久，瘀血内结，气滞血瘀，阻碍中焦气机，而致胃痛发作。总之，胃痛发生的病机分为虚实两端，实证为气机阻滞，不通则痛；虚证为胃腑失于温煦或濡养，失养则痛。

胃痛的病理变化比较复杂，可以衍生变证，如胃热炽盛，迫血妄行，或瘀血阻滞，血不循经；或脾气虚弱，不能统血，而致便血、呕血。大量出血可致气随血脱，危及生命。若脾胃运化失职，湿浊内生，郁而化热，火热内结，腑气不通，腹痛剧烈拒按，导致大汗淋漓，四肢厥逆的厥脱危证。或日久成瘀，气机壅塞，胃失和降，胃气上逆，致呕吐反胃。若胃痛日久，痰瘀互结，壅塞胃脘，可形成噎膈。

(2) 西医病因病机

现代西医学中急性胃炎、慢性胃炎、胃溃疡、十二指肠溃疡等病以上腹疼痛为主要症状者，属于中医学胃痛范畴。

急性胃炎可由化学因素、物理因素、微生物感染或细菌毒素等引起。此外，精神神经功能障碍，应激状态或各种因素所致的机体变态反应均可作为内源性刺激因子，引起胃黏膜的急性炎症损害。临床上以急性应激为最主要原因，一般认为应激引起交感神经和迷走神经兴奋引起血管痉挛、收缩，造成胃黏膜的缺血缺氧。慢性胃炎现已明确 HP 感染为慢性胃炎的最主要的病因，有人将其称为 Hp 相关性胃炎。但其他物理性、化学性及生物性有害因素长期反复作用于易感人体也可引起，病因持续存在或反复发生即可形成慢性病变。消化性溃疡是指胃肠道黏膜被胃酸和胃蛋白酶消化而形成的慢性溃疡，根据发生部位主要包括胃溃疡和十二指肠溃疡，其中胃酸分泌过多，幽门螺杆菌感染和胃黏膜保护作用减弱等因素是引起消化性溃疡的主要环节，胃排空延缓和胆汁反流、胃肠肽的作用、遗传因素、药物因素、环境因素和精神因素等都和消化性溃疡的发生有关。

9.1.3 临床表现

胃痛的临床表现有虚实寒热之分。实者多痛剧，固定不移，拒按，脉盛；虚者多痛势徐缓，痛处不定，喜按，脉虚。胃痛遇寒则痛甚，得温则痛减，为寒证；胃脘灼痛，痛势急迫，遇热则痛甚，得寒则痛减，为热证。一般初病在气，久病在血。在气者，有气滞、气虚之分。其中，气滞者，多见胀痛，或涉及两胁，或兼见恶心呕吐，嗳气频频，疼痛与情志因素显著相关；气虚者，指脾胃气虚，除见胃脘疼痛或空腹痛显外，兼见饮食减少，食后腹胀，大便溏薄，面色少华，舌淡脉弱等。在血者，疼痛部位固定不移，痛如针刺，舌质紫暗或有瘀斑，脉涩，或兼见呕血、便血。各种症状表现并非单独出现或一成不变，而是相互转化和兼杂。

9.1.4 临床诊断

(1) 中医诊断

1）上腹部胃脘部心窝处，其疼痛的性质表现为胀痛、隐痛、刺痛、灼痛、闷痛、绞痛等，常因病因病机的不同而异。

2）常伴有食欲不振，恶心呕吐，吞酸嘈杂，嗳气吐腐等上胃肠症状。

3）发病特点：以中青年居多，多有反复发作病史，发病前多有明显的诱因，如天气变化、恼怒、劳累、暴饮暴食、饥饿、饮食生冷干硬、辛辣烟酒或服用有损脾胃的药物等。

(2) 西医诊断

依据病史及临床表现以及相关检查诊断确诊。电子胃镜或纤维胃镜、上消化道钡餐造影等检查可做急、慢性胃炎，消化性溃疡等的诊断，并可以与胃癌进行鉴别诊断。幽门螺旋杆菌（HP）检测可查是否为 HP 感染。胆红素、转氨酶、淀粉酶化验和 B 超、CT 等检查可与肝、胆、胰疾病作鉴别诊断；腹部透视可与肠梗阻、肠穿孔作鉴别诊断；血常规可协助与阑尾炎早期作鉴别；心肌酶谱、肌钙蛋白、心电图检查可与冠心病、心绞痛、心肌梗死作鉴别诊断。

9.2 药酒技术在胃痛中的应用

9.2.1 技术一

药物组成 地榆 64g，青木香 64g，白酒 1kg。

制备方法 将 2 味药物切碎，入瓶内加入白酒，按浸制法浸酒。

用法 每次服酒 10ml，每天早、晚各服 1 次。

主治 慢性胃炎所致胃痛。

9.2.2 技术二

药物组成 鲜玫瑰花3.5kg，冰糖2kg，白酒15000ml。

制备方法 将上药置容器中，加入白酒和冰糖，密封、浸泡1个月以上，过滤去渣，用瓷坛或玻璃瓶贮存密封即成。

用法 每次服酒15～20ml，每天早、晚各服1次。

主治 肝胃不和所致胃脘胀痛或刺痛、连及两胁、嗳气频繁、食欲不振等症。

9.2.3 技术三

药物组成 佛手30g，白酒1kg。

制备方法 将佛手洗净，用清水润透后切片，待晾干水气后，放入坛或瓶内，然后注入白酒，封口浸泡，每隔5天将坛摇动1次，10天后开坛取酒饮服。

用法 每次适量，每日2～3次。

主治 主治胃脘胀痛连及胸胁，嗳气吐酸，嗳气后疼痛减轻者。

9.2.4 技术四

药物组成 青核桃3kg，白酒5kg。

制备方法 将青核桃捣碎，装入小缸，加入白酒，密封，曝晒20～30天，待酒和核桃变黑色时，过滤研取，加单糖浆1350ml，亦可加白糖备用。

用法 每日2次，每次口服10ml。

主治 主治胃及十二指肠溃疡、胃炎等原因所致的胃痛。

9.2.5 技术五

药物组成 砂仁适量（炒研），酒适量。

制备方法 将砂仁用绢袋盛，浸酒中，数天后取酒服用。

用法 每日2～3次，每次1～2盅。

主治 主治各种原因所致之胃痛。

10 痞满

10.1 痞满概述

10.1.1 概念

痞满是指以自觉心下痞塞，胸膈胀满，触之无形，按之柔软，压之无痛为主要症状的病症。按部位痞满可分为胸痞、心下痞等。心下痞及胃脘部，又可称胃痞。

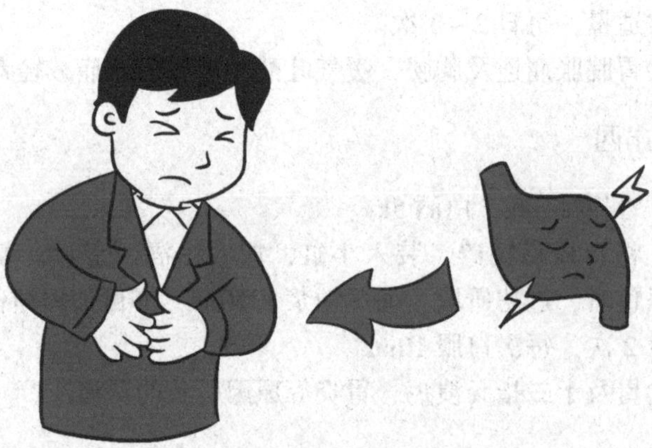

痞满病名首见于《伤寒论》，张仲景在《伤寒论》中明确提出痞的基本概念"满而不痛者，此为痞"，并指出该病病机是正虚邪陷，升降失调。拟定了寒热并用，辛开苦降的治疗大法，其创诸泻心汤乃治痞满之祖方，一直为后世医家所常用。在《内经》中痞满也称为"痞"、"痞塞"和"痞隔"等，其中认为其病因是饮食不节、起居不时、和寒气为患等，如《素问·太阴阳明论》说："饮食不节，起居不时者，阴受之。阴受之则入五脏，入五脏则䐜满闭塞。"《素问·异法方宜论》说："脏寒生满病。"《素问·至真要大论》说："太阳之复，厥气上行，……心胃生寒，胸膈不利，心痛痞满。"隋·巢元方《诸病源候论·诸否候》提出症候要领："其病之候，但腹内气结胀满，闭塞不通。"脾胃论的创始人李东垣大倡脾胃内伤之说，对其理法方药，阐发甚详。张介宾《景岳全书·痞满》对本病的辨证颇为明细："痞者，痞塞不开之谓；满者，胀满不行之谓。盖满则近胀，而痞则不必胀也。所以痞满一证，大有疑辨，则在虚实二字，凡有邪有滞而痞者，实痞也；无物无滞而痞者，虚痞也。有胀有痛而满者，实满也；无胀无痛而满者，虚满也。实痞、实满者可散可消；虚痞、虚满者，非大加温补不可。”对痞满的辨证提出了纲领，对后世痞满诊治颇有指导意义。

10.1.2 病因病机

(1) 中医病因病机

脾胃同居中焦，脾主升清，胃主降浊，共司水谷的纳运和吸收，清升浊降，纳运如常，则胃气调畅。若因表邪内陷入里，饮食不节，痰湿阻滞，情志失调，或脾胃虚弱等各种原因导致脾胃损伤，升降失司，胃气壅塞，即可发生痞满。

外感六淫，表邪入里，或误下伤中，邪气乘虚内陷，结于胃脘，阻塞中焦气机，升降失司，胃气壅塞，遂成痞满。如《伤寒论》所云：“脉浮而紧，而复下之，紧反入里，则作痞，按之自濡，但气痞耳”；食滞中阻或暴饮暴食，或恣食生冷，或过食肥甘，或嗜酒无度，损伤脾胃，纳运无力，食滞内停，痰湿阻中，气机被阻，而生痞满。如《伤寒论》云：“胃中不和，心下痞硬，干噫食臭”，“谷不化，腹中雷鸣，心中痞硬而满”；情志失调多思则气结，暴怒则气逆，悲忧则气郁，惊恐则气乱等等，造成气机逆乱，升降失职，形成痞满。其中尤以肝郁气滞，横犯脾胃，致胃气阻滞而成之痞满为多见，如《景岳全书·痞满》所谓：“怒气暴伤，肝气未平而痞。”

胃痞的病机有虚实之分，实即实邪内阻，包括外邪入里，饮食停滞，痰湿阻滞，肝郁气滞等；虚即中虚不运，责之脾胃虚弱。实邪之所以内阻，多与中虚不运，升降无力有关；反之，中焦转运无力，最易招致实邪的侵扰，两者常常互为因果。如脾胃虚弱，健运失司，既可停湿生饮，又可食滞内停；而实邪内阻，又会进一步损伤脾胃，终至虚实并见。另外，各种病邪之间，各种病机之间，亦可互相影响，互相转化，形成虚实互见，寒热错杂的病理变化，为痞证的病机特点。总之，胃痞的病位在胃，与肝脾有密切关系。基本病机为脾胃功能失调，升降失司，胃气壅塞。

(2) 西医病因病机

西医学的慢性胃炎（包括浅表性胃炎和萎缩性胃炎）、功能性消化不良、胃下垂等疾病，若以上腹胀满不舒为主症时，属于中医“痞满”范畴 。

慢性胃炎发病机制尚未完全明确，一般认为与感染、自身免疫和理化因素等有关。幽门螺杆菌（HP）感染是慢性胃炎最主要的病因，HP 能长期定居于胃窦黏膜小凹，分解尿素产生 NH_3，还有 VacA 蛋白，损伤上皮细胞，细胞毒素相关基因蛋白引起炎症反应。免疫因素是慢性胃体炎的主要原因，自身免疫壁细胞损伤后，能作为自身抗原刺激机体产生壁细胞抗体和内因子抗体，致壁细胞减少，胃酸分泌减少，维生素 B_{12} 吸收不良导致恶性贫血。十二指肠液反流，幽门括约肌松弛，为原因之一，反流液能削弱黏膜屏障功能。另外一些理化因素，如长期饮用烈酒，进食过冷过热、过于粗糙食物，直接损伤胃黏膜，以及长期服用非甾体抗炎药抑制前列腺素合成，破坏胃黏膜屏障。

在慢性胃炎的病理过程中，病变由黏膜表浅区向腺区发展，由灶性病变逐渐联合成片，最终腺体萎缩或破坏。其组织学改变不外乎炎症、萎缩和化生。炎症表现为黏膜层以淋巴细胞和浆细胞为主的慢性炎症细胞浸润，当见有中性粒细胞浸润时显示有活动性炎症，称为慢性活动性胃炎。慢性炎症进一步发展则引起胃黏膜固有腺体（幽门腺或泌酸腺）数量减少甚至消失，并伴纤维组织增生、黏膜肌增厚，严重者胃黏膜变薄。由于慢性炎症的长期存在，导致胃黏膜产生了不完全性再生，包括肠化生和幽门腺化生，幽门腺化生是胃底萎缩的表现。病理组织学检查可发现幽门螺杆菌。

10.1.3 临床表现

临床以痞满能食，食后尤甚，饥时可缓，伴便秘，舌苔厚腻，脉实有力者为实痞，多为外邪所犯，食滞内停，痰湿中阻，湿热内蕴，气机失调等所形成；临床以饥饱均满，食少纳呆，大便清利，舌淡苔白，脉虚无力者为虚痞，多为脾胃虚弱，或胃阴不足，失于濡养所致之痞。痞满绵绵，得热则减，口淡不渴，或渴不欲饮，舌淡苔白，脉沉迟或沉涩者属寒。而痞满势急，口渴喜冷，舌红苔黄，脉数者为热。

10.1.4 临床诊断

(1) 中医诊断

1）临床以胃脘痞塞，满闷不舒为主症，并有按之柔软，压之不痛，望无胀形的特点。

2）发病缓慢，时轻时重，反复发作，病程漫长。

3）多由饮食、情志、起居、寒温等因素诱发。

(2) 西医诊断

1）电子胃镜或纤维胃镜：可诊断慢性胃炎并排除溃疡病、胃肿瘤等。

2）病理：组织活检可确定慢性胃炎的类型以及是否有肠上皮化生、异型增生。

3）X线钡餐：可以协助诊断慢性胃炎、胃下垂等。

4）胃肠动力检测：（如胃肠测压、胃排空试验、胃电图等）可协助诊断胃动力障碍、紊乱等。

5）幽门螺旋杆菌：相关检测可查是否为幽门螺旋杆菌感染。

6）B超、CT检查：可鉴别肝胆疾病及腹水等。

10.2 药酒技术在痞满中的应用

10.2.1 技术一

药物组成 半夏、黄芩各30g，人参、干姜、炙甘草各20g，黄连6g，大枣10g，白酒750ml。

制备方法 将前7味共捣碎，入布袋，置容器中，加入白酒。密封，浸泡5日后，再加冷白开水500ml和匀，过滤去渣即得。

用法 每次服酒20ml，每天早、晚各服1次。

主治 主治胃气不和、寒热互结、心下痞硬、呕恶上逆、不思饮食、肠鸣下利、体倦乏力。

10.2.2 技术二

药物组成 白玫瑰精少许（约10g），白酒25000ml，冰糖5000g。

制备方法 将上药和白糖一同加入白酒浸泡，待冰糖溶解尽后即可取服。

用法 每次服酒5~10ml，日服2次。

主治 一切胸膈痞、闷之证，恶皆主之。

10.2.3 技术三

药物组成 薄荷叶2500g，绿豆粉、白砂糖各750g，天门冬（去心）、麦门冬（去心）、天花粉各30g，白茯苓（去皮）、柿霜各120g，硼砂15g，冰片6g。

制备方法 将薄荷叶和天门冬至白茯苓等5味药捣碎，用新盆2个，将药末相间隔，着实盛于内，二盆合之封固如法，不许透气，蒸5炷香，取出晒干、抖出群药，复加余药和白糖，共研细末，备用。

用法 每次服药末2~5g，用酒（或黄酒）送服，日服2次。

主治 诸疾痰饮、宿滞噎塞、气痞奔豚、膨胀、咳喘下坠、乍寒乍热、头目晕胀、咽喉肿痛，不拘老少，并皆主之。

11 呕吐

11.1 呕吐概述

11.1.1 概念

呕吐是由于胃失和降、胃气上逆所致的以饮食、痰涎等胃内之物从胃中上涌，自口而出为临床特征的一种病证。对呕吐的释名，前人有两说：一说认为有物有声谓之呕，有物无声谓之吐，无物有声谓之干呕；另一说认为呕以声响名，吐以吐物言，有声无物曰呕，有物无声曰吐，有声有物曰呕吐。呕与吐常同时发生，很难截然分开，因此无细分的必要，故近世多并称为呕吐。

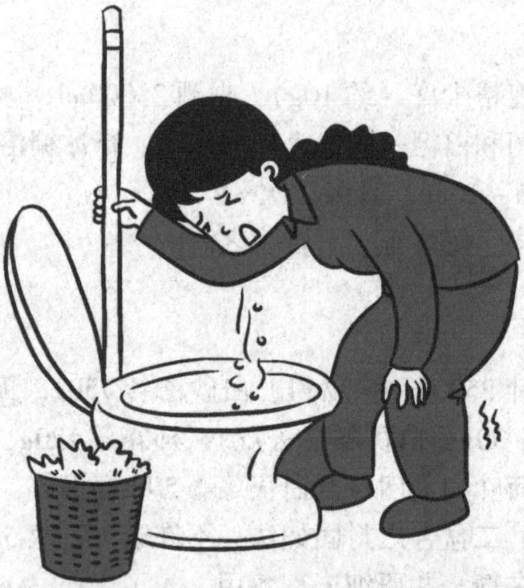

呕吐的病名最早见于《内经》，并对其发生的原因论述颇详。如《素问·举痛论篇》曰："寒气客于肠胃，厥逆上出，故痛而呕也。"《素问·六元正纪大论篇》曰："火郁之发，……疡痱呕逆。"《素问·至真要大论篇》曰："燥淫所胜，……民病喜呕，呕有苦"；"厥阴司天，风淫所胜，……食则呕"；"久病而吐者，胃气虚不纳谷也。"若脾阳不振，不能腐熟水谷，以致寒浊内生，气逆而呕；或热病伤阴，或久呕不愈，以致胃阴不足，胃失濡养，不得润降，而成呕吐。如《证治汇补·呕吐》所谓："阴虚成呕，不独胃家为病，所谓无阴则呕也。"说明外感六淫，均可引起呕吐，且因感邪不同，而有呕苦、呕酸之别。另外，饮食所伤，脾胃运化失常，水谷不能化生精微，反成痰饮，停积胃中，当饮邪随胃气上逆之时，也常发生呕吐。正如《症因脉治·呕吐》所说："痰饮呕吐之因，脾气不足，不能运化水谷，停痰留饮，积于中脘，得热则上炎而呕吐，遇寒则凝塞而呕吐矣。"

汉·张仲景在《金匮要略》中，对呕吐的脉证治疗阐述详尽，制定了行之有效的方剂，如小半夏汤、大半夏汤、生姜半夏汤、吴茱萸汤、半夏泻心汤，小柴胡汤等，并且认识到呕吐有时是人体排出为重有害物质的保护性反应。治疗不应止吐，当因势利导，驱邪外出。如《金匮要略·呕吐哕下利病脉证治》曰："夫呕家有痈脓，不可治呕，脓尽自愈。"隋·巢元方《诸病源候论·呕吐候》指出："呕吐之病者，由脾胃有邪，谷气不治所为也，胃受邪，气逆则呕。"说明呕吐的发生是由于胃气上逆所致。孙思邈指出生姜是呕家圣药。刘元素《素问玄机原病式·热类·喘呕》指出："凡呕吐者，火性炎也，无问表里，通宜凉膈散。"《丹溪心法·呕吐》曰："胃中有热，隔上有痰者，二陈汤加炒山栀、黄连、生姜。有久病呕者，胃虚不纳谷也，用人参、生姜、黄芪、白术、香附之类。"龚廷贤《寿世保元·呕吐》则认为："有外感寒邪者，有内伤饮食者，有气逆者，三者皆从藿香正气散加减之；有胃热者，清胃保中汤；有胃寒者，附子理中汤；有呕哕痰涎者，加减二陈汤；有水寒停胃者，茯苓半夏汤；有久病胃寒者，比和饮。医者宜审而治之也。"告诉我们应根据不同的病因及证型使用不同的方药。

11.1.2 病因病机

(1) 中医病因病机

呕吐的病因是多方面的，且常相互影响，兼杂致病，如外邪可以伤脾，气滞可致食停，脾虚可以成饮等。呕吐的病机无外乎虚实两大类，实者由外邪、饮食、痰饮、气郁等邪气犯胃，致胃失和降，胃气上逆而发；虚者由气虚、阳虚、阴虚等正气不足，使胃失温养、濡润，胃失和降，胃气上逆所致。一般来说，初病多实，日久损伤脾胃，中气不足，可由实转虚；脾胃素虚，复为饮食所伤，或成痰生饮，则因虚致实，出现虚实并见的复杂病机。但无论邪气犯胃，或脾胃虚弱，发生呕吐的基本病机都在于胃失和降，胃气上逆。《济生方·呕吐》云："若脾胃无所伤，则无呕吐之患。"《温病条辨·中焦篇》也谓："胃阳不伤不吐。"呕吐的病位在胃，与肝脾有密切的关系。

(2) 西医病因病机

呕吐可以出现于西医学的多种疾病之中，一般分反射性，中枢性，前庭障碍性，神经官能性四大类。其病因可分为：消化道器质性梗阻：如食管、胃或肠内容物下行受阻，而被迫逆行以致呕吐；消化道感染性疾病：肠炎、胃炎、阑尾炎由于炎症对于胃、肠的刺激，可呈反射性呕吐，常伴有腹痛、恶心、腹泻、腹胀；脑神经系统疾病：如发生颅内高压症状、脑膜刺激征或颅内占位性病变，能引起中枢性喷射性呕吐，呕吐前并不恶心，但伴有头痛、嗜睡、昏迷、惊厥等其他神经性症状；身体功能异常：如果发生全身性感染或代谢障碍等情况时，常伴有发热、食欲减退、恶心、腹胀等中毒症状；中毒：毒物对胃肠道局部刺激及毒物作用于中枢神经系统而导致呕吐。

由于呕吐的病因复杂多样、呕吐发生和持续的时间不同、程度不等和年龄各异，所以对机体产生的影响非常悬殊。轻者没有任何影响，仅一过性不适；长期慢性呕吐可致消化性食管炎、低血容量、低钾、低钠、碱中毒等代谢紊乱，进一步则贫血、营养不良、生长发育停滞。急重时可引起水电解质平衡紊乱、休克或误吸、窒息、诱发心律不齐，甚至死亡。因外科原因引起者还可导致消化道穿孔、弥漫性腹膜炎、休克、败血症等严重后果。那些运动神经功能不良的病儿也极易发生呕吐后误吸，需倍加警惕。

11.1.3　临床表现

呕吐的临床表现不尽一致，常有恶心之先兆，其作或有声而无物吐出，或吐物而无声，或吐物伴有声音；或食后即吐，或良久复出；或呕而无力，或呕吐如喷；或呕吐新入之食，或呕吐不消化之宿食，或呕吐涎沫，或呕吐黄绿苦水；呕吐之物有多有少。呕吐常有诱因，如饮食不节，情志不遂，寒暖失宜，以及闻及不良气味等因素，皆可诱发呕吐，或使呕吐加重。本病常伴有恶心厌食，胸脘痞闷不舒，吞酸嘈杂等症。呕吐多偶然发生，也有反复发作者。

11.1.4　临床诊断

（1）中医诊断

1）初期呕吐量多，吐出物多有酸腐气味，久病呕吐，时作时止，吐出物不多，酸臭气味不甚。

2）新病邪实，呕吐频频，常伴有恶寒、发热、脉实有力。久病正虚，呕吐无力，常伴有精神萎靡，倦怠，面色萎黄，脉弱无力等症。

3）常有饮食不节，过食生冷，恼怒气郁，或久病不愈等病史。

（2）西医诊断

1）具有饮食、痰涎、水液等胃内之物从胃中上涌，自口而出的临床特征。也有干呕无物者。常伴有脘腹不适，恶心纳呆，泛酸嘈杂等胃失和降之症。

2）起病或缓或急，常先有恶心欲吐之感，多由饮食、情志、寒温不适，闻及不良气味等因素而诱发，也有由服用化学药物、误食毒物所致者。

3）上消化道X线检查，纤维胃镜检查，呕吐物的实验室检查等，有助于诊断；若呕吐不止，伴有腹胀、排气减少或无大便，行腹部透视或B超以排除肠梗阻以及了解胰腺与胆的情况；若呕吐剧烈，呈喷射状，行头部CT或MRI以排除颅脑占位性病变；若面色萎黄，呕吐不止，伴有少尿、水肿，查肾功能以排除肾衰竭所致；以及电解质检查排除电解质紊乱，育龄期妇女排除妊娠呕吐等。

11.2 药酒技术在呕吐中的应用

11.2.1 技术一

药物组成 蚕茧10个，鸡蛋3枚，无灰酒2盏。
制备方法 将蚕茧煮汁，再加入鸡蛋煮熟，以无灰酒送服。
用法 症状每发之时用之。
主治 主治反胃吐食。

11.2.2 技术二

药物组成 葡萄酒20ml，生姜汁适量。
制备方法 将二者调和服用。
用法 症状每发之时用之。
主治 主治呕吐。

11.2.3 技术三

药物组成 甘蔗汁（鲜取）、白葡萄酒30ml。
制备方法 将2味混合，煮温热后作1次饮服。
用法 症状每发之时用之。
主治 主治反胃，恶心欲吐。

11.2.4 技术四

药物组成 火酒1.5kg，白糖、白萝卜、生梨各750g。
制备方法 将梨、萝卜捣汁、并糖入酒内，封固坛口，3日后可饮。
用法 症状每发之时徐徐饮之。
主治 主治呕吐。

12 噎膈

12.1 噎膈概述

12.1.1 概念

噎膈是指吞咽食物哽噎不顺，饮食难下，或纳而复出的疾患，噎与膈有轻重之分，噎是吞咽不顺，食物哽噎而下；膈是胸膈阻塞，食物下咽即吐。噎是膈的前驱症状，膈常由噎发展而成，故临床往往并称。本病发病年龄段较高，多发于中老年男性，目前尚属难治之证。

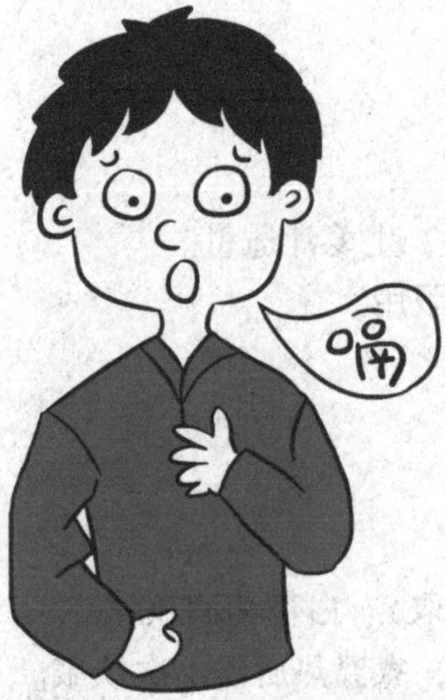

膈之病名，首见于《内经》。如《素问·阴阳别论》曰："三阳结谓之膈。"《素问·通评虚实论》曰："膈塞闭绝，上下不通，则暴忧之病也。"并指出本病病位在胃，如《灵枢·四时气》曰："食饮不下，膈塞不通，邪在胃脘。"《太平圣惠方·第五十卷》认为："寒温失宜，食饮乖度，或恚怒气逆，思虑伤心致使阴阳不和，胸膈否塞，故名膈气也。"本病证与津液及情志因素对本病的影响甚大，《景岳全书·噎膈》曰："噎膈一证，必以忧愁思虑，积劳积郁，或酒色过度，损伤而成。"并指出："少年少见此证，而惟中衰耗伤者多有之。"对其病因进行了确切的描述。关于其病机历代医家多有论述，如朱丹溪在《脉因证治·噎膈》中指出："血液俱耗，胃脘亦槁"，并提出"润养津血，降火散结"的治疗大法。叶天士《临证指南医案·噎膈反胃》有明确提出：“脘管窄隘。”

12.1.2 病因病机

(1) 中医病因病机

噎膈的病因主要为七情内伤，饮食所伤，年老肾虚，脾胃肝肾功能失调等。导致噎膈的七情因素中，以忧思恼怒多见。忧思伤脾则气结，脾伤则水湿失运，滋生痰浊，痰气相搏；恼怒伤肝则气郁，气结气郁则津行不畅，瘀血内停，已结之气，与后生之痰、瘀交阻于食管、贲门，使食管不畅，久则使食管、贲门狭窄，而成噎膈。嗜酒无度，过食肥甘，恣食辛辣，助湿生热，酿成痰浊，阻于食管、贲门，或津伤血燥，失于濡润，使食管干涩，均可引起进食噎塞，而成噎膈；年老肾虚，精血渐枯，食管失养，干涩枯槁，发为此病。

噎膈的病因以内伤饮食、情志，年老肾虚，脏腑失调为主，且三者之间常相互影响，互为因果，共同致病，形成本虚标实的病理变化。初起以邪实为主，随着病情发展，气结、痰阻、血瘀愈显，食管、贲门狭窄更甚，邪实有加；又因胃津亏耗，进而损及肾阴，以致精血虚衰，虚者愈虚，两种因素相合，而成噎膈重证。部分病人病情继续发展，由阴损以致阳衰，则肾之精气并耗，脾之化源告竭，终成不救。噎膈的病位在食管，属胃气所主，与肝脾肾也有密切关系。基本病机是脾胃肝肾功能失调，导致津枯血燥，气郁、痰阻、血瘀互结，而致食管干涩，食管、贲门狭窄。

(2) 西医病因病机

西医学中的食管癌、贲门癌，以及食管炎、贲门痉挛、食管憩室、弥漫性食管痉挛等疾病，可出现进食哽噎，疼痛，吞咽困难等噎膈表现者，属于中医“噎膈”范畴。现代医学认为其发病机制为机械性与动力性两大因素，机械性咽下困难主要是由于食管腔狭窄所致，正常食管有一定弹性，管腔可扩张至4 ㎝，各种原因使管腔扩张受限；动力性咽下困难是指随意控制的吞咽动作发生困难，伴以一系列的吞咽反射性运动障碍，使食物从口腔不能顺利地运递至胃，最常见的原因是各种延髓麻痹，也可由肌痉挛、肠肌丛内神经节细胞减弱引起。

12.1.3 临床表现

本病开始多为噎，久则渐发展成膈而噎膈并见。进食困难的表现一般是初起为咽下饮食时胸膈部梗塞不顺，有一种食物下行缓慢并停留在食管某一部位不动之感，食毕则消失，这种感觉常在情志不舒时发生。此阶段食物尚可下咽，只是进食固体食物时发生困难，随着梗塞症状的日渐加重，进食流质类饮食亦发生困难，以致不能进食，或食后随即吐出。吐出物为食物、涎沫，量不大，甚者吐出物为赤豆汁样，说明有出血。本病常伴有疼痛，其出现有早有晚，开始为进食时胸膈疼痛，粗糙食物更明显，严重者可持续疼痛。随着饮食渐废，病邪日深，正气凋残，病人表现为消瘦，乏力，面容憔悴，精神萎靡，终致大肉尽脱，形销骨立而危殆难医。噎膈病中也有的始终以吞咽食物梗塞不顺为主要表现，并无膈的病象。

12.1.4　临床诊断

（1）中医诊断

1）轻症患者主要为胸骨后不适，烧灼感或疼痛，食物通过有滞留感或轻度梗阻感，咽部干燥或有紧缩感。

2）重症患者见持续性、进行性吞咽困难，咽下梗阻即吐，吐出黏液或白色泡沫黏痰，严重时伴有胸骨后或背部肩胛区持续性钝痛，进行性消瘦。

3）病人常有情志不畅、酒食不节、年老肾虚等病史。

（2）西医诊断

1）咽下饮食梗塞不顺，食物在食管内有停滞感，甚则不能下咽到胃，或食入即吐。

2）常伴有胃脘不适，胸膈疼痛，甚则形体消瘦，肌肤甲错，精神衰惫等症。

3）起病缓慢，常表现为由噎至膈的病变过程，常由饮食、情志等因素诱发，多发于中老年男性，特别是在高发区。

4）食管、胃的X线检查、内窥镜及病理组织学检查、食管脱落细胞检查以及CT检查等有助于早期诊断。

12.2　药酒技术在噎膈中的应用

12.2.1　技术一

药物组成　沙参、丹参各9g，茯苓、川贝母（去心）各5g，郁金3g，砂仁壳5g，薄荷蒂2个，杵头糠3g，黄酒500ml。

制备方法　将前8味捣碎，置砂锅内，加入黄酒，煮至300ml，备用。

用法　每日1剂，分2次饮服。

主治　主治噎膈。

12.2.2　技术二

药物组成　凤仙花子适量，白酒适量。

制备方法　将凤仙花子酒浸三宿，晒干为末，以酒调作丸如绿豆大。

用法　每次服8粒，温酒送下，不可多服。

主治　主治噎食不下。

12.2.3　技术三

药物组成　佛手片、干荸荠、莲肉、红枣、柿饼、橄榄、龙眼肉、薏苡仁各30g，大麦烧酒2.5kg。

制备方法　将上药与酒同浸于瓶中，7日后饮用。

用法　每次空腹温服1~2杯，每日3次。

主治　主治反胃噎膈。

12.2.4　技术四

药物组成　壁虎10条，白酒1kg。

制备方法　将壁虎与酒共置瓶中浸泡7日后服酒。

用法　每次10ml，每日3~4次。

主治　主治胃癌、食道癌所致噎膈。

12.2.5　技术五

药物组成　马蹄香（又名杜衡）200g，白酒300ml。

制备方法　将上药研成细末，入白酒熬至稀糊状膏，备用。

用法　每服3匙，白酒调下，日服3次。

主治　主治噎食膈气。

13 呃逆

13.1 呃逆概述

13.1.1 概念

呃逆是指胃气上逆动膈，以气逆上冲，喉间呃呃连声，声短而频，令人不能自止为主要临床表现的病证。呃逆古称“哕”，又称“哕逆”。

《内经》首先提出本病病位在胃，并与肺有关；病机为气逆，与寒气有关。如《素问·宣明五气篇》谓：“胃为气逆为哕。”《灵枢·口问》曰：“谷入于胃，胃气上注于肺。今有故寒气与新谷气，俱还入于胃，新故相乱，真邪相攻，气并相逆，复出于胃，故为哕。”并提出了预后及简易疗法，如《素问·宝命全形论篇》谓：“病深者，其声哕。”《灵枢·杂病》谓：“哕，以草刺鼻，嚏，嚏而已；无息，而疾迎引之，立已；大惊之，亦可已。”《金匮要略·呕吐哕下利病脉证治》将其分为属寒，属虚热，属实三证论治，为后世按寒热虚实辨证论治奠定了基础。

13.1.2 病因病机

(1) 中医病因病机

中医理论认为呃逆的病因有饮食不当，情志不遂，脾胃虚弱等。进食太快太饱，过食生冷，过服寒凉药物，致寒气蕴蓄于胃，胃失和降，胃气上逆，并可循手太阴之脉上动于膈，使膈间气机不利，气逆上冲于喉，发生呃逆；情志不遂恼怒伤肝，气机不利，横逆犯胃，胃失和降，胃气上逆动膈；或肝郁克脾，或忧思伤脾，脾失健运，滋生痰浊，或素有痰饮内停，复因恼怒气逆，胃气上逆挟痰动膈，皆可发为呃逆；年高体弱，或大病久病，正气未复，或吐下太过，虚损误攻等，均可损伤中气，使脾胃虚弱；胃失和降；或胃阴不足，不得润降，致胃气上逆动膈，而发生呃逆。若病深及肾，肾失摄纳，冲气上乘，挟胃气上逆动膈，也可导致呃逆。

呃逆的病位在膈，病变关键脏腑为胃，并与肺、肝、肾有关。胃居膈下，肺居膈上，膈居肺胃之间，肺胃均有经脉与膈相连；肺气、胃气同主降，若肺胃之气逆，皆可使膈间气机不畅，逆气上出于喉间，而生呃逆；肺开窍于鼻，刺鼻取嚏可以止呃，故肺与呃逆发生有关。产生呃逆的主要病机为胃气上逆动膈。

(2) 西医病因病机

西医学中的单纯性膈肌痉挛即呃逆，属膈肌功能障碍性疾病，吸气时声门突然闭合产生一种呃声，这种膈肌异常的收缩运动是由于迷走神经和膈神经受到刺激所引起。而胃肠神经官能症、胃炎、胃扩张、胃癌、肝硬化晚期、脑血管病、尿毒症，以及胃、食道手术后等其他疾病所引起的膈肌痉挛，也属于中医学“呃逆”范畴。临床上引起呃逆的原因很多，如平常进食过快，进刺激性食物和吸入冷空气等产生呃逆，轻者间断打嗝，重者可连续呃逆或呕逆，腹胀、腹痛，个别小便失禁等。

13.1.3 临床表现

呃逆的主要表现是喉间呃呃连声，声音短促，频频发出，病人不能自制。临床所见以偶发者居多，为时短暂，多在不知不觉中自愈；有的则屡屡发生，持续时间较长。呃声有高有低，间隔有疏有密，声出有缓有急。发病因素与饮食不当、情志不遂、受凉等有关。本病常伴胸膈痞闷，胃脘嘈杂灼热，嗳气等症。

13.1.4 临床诊断

(1) 中医诊断

1）临床表现以喉间呃呃连声，声短而频，令人不能自止为主症。

2）常伴胸膈痞闷，胃脘嘈杂灼热，嗳气，情绪不安等症。

3）多有饮食不当、情志不遂、受凉等诱发因素，起病较急。

(2) 西医诊断

单纯膈肌痉挛无需做理化检查。胃肠钡剂 X 线透视及内窥镜检查可诊断胃肠神经官能症、胃炎、胃扩张、胃癌等；肝、肾功能及 B 超、CT 等检查可诊断肝硬化、尿毒症、脑血管以及胸腹腔肿瘤等。

13.2 药酒技术在呃逆中的应用

13.2.1 技术一

药物组成 荸荠 120g（捣碎），川厚朴（姜炒）、陈皮、白蔻仁（炒）个 30g，白糖 120g，橘饼 30g，冰糖 120g，蜂蜜 60g，白酒 3000ml。

制备方法 将前 4 味和橘饼入布袋，置容器中，加入白酒（或白酒、烧酒各半），密封、浸泡 10 余日后，过滤去渣，再加入白糖、冰糖和蜂蜜，待溶化后，再过滤，澄清备用。

用法 每次服 30 ~ 50ml，每日早、中、晚各服 1 次。

主治 主治呃逆、饮食不下、食后呕吐、胸膈哽噎不舒等症。

13.2.2 技术二

药物组成 当归15g，红曲、砂仁各30g，广皮、青皮各15g，丁香、麦芽、白蔻仁、山栀、枳壳各6g，藿香9g，厚朴6g，木香3g，白酒15000ml，冰糖1000g。

制备方法 将前13味捣碎、入布袋，置容器中，加入白酒，密封，用文火隔水煮2小时后，过滤去渣，加入冰糖，溶解即成。取出放凉，贮存备用。

用法 每次服10～20ml，每日早、晚各服1次。

主治 主治肝郁气滞、脾胃失和所致的呃逆、嗳气、胸腹胀闷不适、食欲不振等症。

13.2.3 技术三

药物组成 生姜50g，葡萄酒500ml。

制备方法 先将生姜洗净，晾干，捣烂如泥，置容器中，加入葡萄酒，密封，浸泡3天，滤出姜渣即成。

用法 每次服50ml，日服2次。

主治 主治嗳气呃逆、寒性腹痛等症。

13.2.4 技术四

药物组成 薄荷叶50g，薄荷油50ml，90%乙醇适量。

制备方法 先将薄荷叶置容器中，加入乙醇，密封，浸泡1～3天，过滤去渣，冲入薄荷叶混匀，加乙醇至1000ml，即得。

用法 每次空腹服0.5～1ml，用时加冷开水稀释后服用，每日1次。

主治 主治嗳气、呃逆、恶心呕吐、腹胀等症。

13.2.5 技术五

药物组成 紫苏子50g，姜半夏30g，丁香10g，白酒500ml。或加生姜10g，红糖50g。

制备方法 将前3味切薄片或捣碎，置容器中，加入白酒，密封，浸泡7天后，过滤去渣备用。

用法 每次服15～20ml，日服2次。

主治 主治呃逆、嗳气、恶心呕吐、腹胀等症。

注意事项 热呃忌服。

14 腹痛

14.1 腹痛概述

14.1.1 概念

腹痛是指胃脘以下，耻骨毛际以上部位发生疼痛为主要表现的一种脾胃肠病证。多种原因导致脏腑气机不利，经脉气血阻滞，脏腑经络失养，皆可引起腹痛。文献中的“脐腹痛”、“小腹痛”、“少腹痛”、“环脐而痛”、“绕脐痛”等，均属本病范畴。腹痛为临床常见的病证，各地皆有，四季皆可发生。

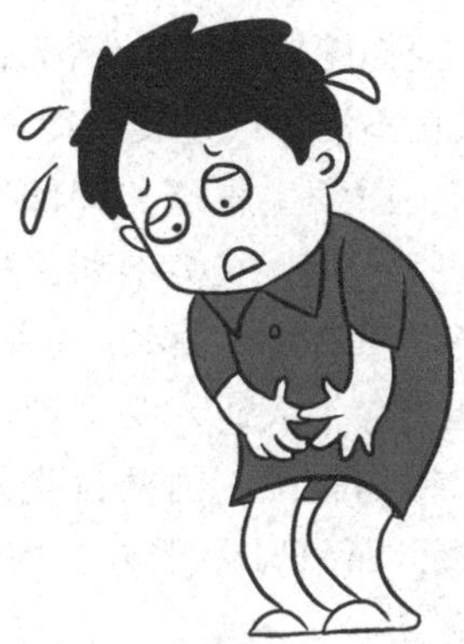

《内经》最早提出腹痛的病名，并提出寒邪、热邪客于肠胃可引起腹痛，如《素问·举痛论》曰：“寒气客于肠胃之间，膜原之下，血不得散，小络引急，故痛。……热气留于小肠，肠中痛，瘅热焦渴，则坚干不得出，故痛而闭不通矣。”并提出腹痛的发生与脾胃大小肠等脏腑有关。《金匮要略·腹满寒疝宿食病脉证治》对腹痛的病因病机和症状论述颇详，并提出了虚证和实证的辨证要点，如谓：“病者腹满，按之不痛为虚，痛者为实，可下之。舌黄未下者，下之黄自去。”“腹满时减，复如故，此为寒，当与温药。”前条还明确指出了攻下后“黄苔”消退与否是验证肠胃积滞是否清除的标志。同时还创立了许多行之有效的治法方剂，如治疗“腹中寒气，雷鸣切痛，胸胁逆满，呕吐”的附子粳米汤，治疗“心胸中大寒痛，呕不能食，腹中寒，上冲皮起，出见有头足，上下痛而不可触近”的大建中汤等。《诸病源候论·腹痛病诸候》首次将腹痛作为单独证候进行论述，并有急慢腹痛之论。《医学发明·泻可去闭葶苈大黄之属》篇，明确提出了“痛则不通”的病理学说，并在治疗上确立了“痛随利减，当通其经络，则疼痛去矣”的治疗大法，对后世产生很大影响。

14.1.2 病因病机

(1) 中医病因病机

腹内有肝、胆、脾、肾、大肠、小肠、膀胱等诸多脏腑，并是足三阴、足少阳、手阳明、足阳明、冲、任、带等诸多经脉循行之处，因此，腹痛的病因病机也比较复杂。凡外邪入侵，饮食所伤，情志失调，跌仆损伤，以及气血不足，阳气虚弱等原因，引起腹部脏腑气机不利，经脉气血阻滞，脏腑经络失养，均可发生腹痛。

六淫外邪，侵入腹中，可引起腹痛。伤于风寒，则寒凝气滞，导致脏腑经脉气机阻滞，不通则痛。因寒性收引，故寒邪外袭，最易引起腹痛；若伤于暑热，外感湿热，或寒邪不解，郁久化热，热结于肠，腑气不通，气机阻滞，也可发为腹痛。饮食不节，暴饮暴食，损伤脾胃，饮食停滞；恣食肥甘厚腻辛辣，酿生湿热，蕴蓄肠胃；误食馊腐，饮食不洁，或过食生冷，致寒湿内停等，均可损伤脾胃，腑气通降不利，气机阻滞，而发生腹痛。抑郁恼怒，肝失条达，气机不畅；或忧思伤脾，或肝郁克脾，肝脾不和，气机不利，均可引起脏腑经络气血郁滞，引起腹痛。跌仆损伤，络脉瘀阻，或腹部手术，血络受损，或气滞日久，血行不畅，或腹部脏腑经络疾病迁延不愈，久病入络，皆可导致瘀血内阻，而成腹痛。素体脾阳不足，或过服寒凉，损伤脾阳，内寒自生，渐至脾阳虚衰，气血不足，或肾阳素虚，或久病伤及肾阳，而致肾阳虚衰，均可致脏腑经络失养，阴寒内生，寒阻气滞而生腹痛。

综上所述，腹痛的病因病机，不外寒、热、虚、实、气滞、血瘀等六个方面，但其间常常相互联系，相互影响，相因为病，或相兼为病，病变复杂。如寒邪客久，郁而化热，可致热邪内结腹痛；气滞日久，可成血瘀腹痛等。腹痛的部位在腹部，脏腑病位或在脾，或在肠，或在气在血，或在经脉，需视具体病情而定，所在不一。形成本病的基本病机是脏腑气机不利，经脉气血阻滞，脏腑经络失养，不通则痛。

(2) 西医病因病机

内科腹痛作为临床上的常见症状，可见于西医学的许多疾病当中，如急慢性胰腺炎、胃肠痉挛、不完全性肠梗阻、结核性腹膜炎、腹型过敏性紫癜、肠易激综合征、消化不良性腹痛等，当这些疾病以腹痛为主要表现。任何形式的刺激（物理的或化学的）达到一定的强度，均能引起腹痛。目前认为在炎症、组织坏死、缺血、缺氧等情况下，组织可释放一些激素或体液物质来激活痛觉受体，引起疼痛。腹痛反映到体表，常呈一定的脊髓节段性分布。一般来说，支配腹部皮肤感觉的脊髓节段为胸5到腰1。如食管远端、胃及十二指肠近端、肝、胆、胰，其传入神经进入脊髓的胸5～胸9，这些器官引起的腹痛主要在腹中线剑突与脐之间。小肠、阑尾、升结肠和横结肠近段2/3，其传入脊髓胸8～胸11及腰1，疼痛主要表现在脐周围。另外，腹部多数器官，如胃、小肠、肝、胆、胰的神经分布呈双侧对称性，其疼痛多在腹中线；而肾、输尿管、卵巢的神经分布主要在侧面，其腹痛也多为一侧性。

14.1.3 临床表现

腹痛部位在胃脘以下，耻骨毛际以上，疼痛范围可以较广，也可局限在大腹、胁腹、少腹，或小腹。疼痛性质可表现为隐痛、胀痛、冷痛、灼痛、绞痛、刺痛等，腹部外无胀大之形，腹壁按之柔软，可有压痛，但无反跳痛，其痛可呈持续性，亦可时缓时急，时作时止，或反复发作。疼痛的发作和加重，常与饮食、情志、受凉、劳累等诱因有关。起病或缓或急，病程有长有短，常伴有腹胀，嗳气，矢气，以及饮食、大便异常等脾胃症状。

14.1.4 临床诊断

（1）中医诊断

1）以胃脘以下，耻骨毛际以上部位的疼痛为主要表现，腹壁按之柔软，可有压痛，但无肌紧张及反跳痛。

2）常伴有腹胀，矢气，以及饮食、大便的异常等脾胃症状。

3）起病多缓慢，腹痛的发作和加重，常与饮食、情志、受凉、劳累等诱因有关。

（2）西医诊断

血常规有白细胞总数增高，分类中性粒细胞比例增高，提示有感染存在；血尿淀粉酶检查升高多提示急、慢性胰腺炎存在；腹部X线、B超、结肠镜、大便常规等有关实验室检查有腹部相关脏腑的异常。能排除外科、妇科腹痛，以及其他内科病证中出现的腹痛症状。

14.2 药酒技术在腹痛中的应用

14.2.1 技术一

药物组成 吴茱萸10g，清酒600ml。

制备方法 用酒与吴茱萸共煮取200ml。

用法 空腹分2次服。

主治 主治因寒所致之心腹疼痛和产后心腹疼痛。

14.2.2 技术二

药物组成 吴茱萸、桃仁各30g，葱白60g，酒1大盏。

制备方法 2味同炒，待吴茱萸变焦，去萸，取桃仁去皮尖研细，加葱白煨熟，以酒同浸，温服。

用法 每次取适量，日服2次。

主治 主治寒凝血瘀腹痛。

14.2.3 技术三

药物组成 良姜45g，吴茱萸120g，胡椒30g，酒不拘量。

制备方法 将上药共为细末，每次取药末1.5g，用细盐末1g，温酒1盅调服。

用法 每次取适量，每日1~2次。

主治 主治一切气痛，心痛，肚腹及疝气痛。

14.2.4 技术四

药物组成 大附子、官桂、干姜各等份，酒适量。

制备方法 将附子炮炙，去皮，干姜炒燥，与官桂共研为细末备用。

用法 每次取药末9g，温酒1盏调服，每日1~2次。

主治 主治阴证腹痛，身冷。

14.2.5 技术五

药物组成 上肉桂、公丁香各15g，北细辛、砂仁、豆蔻、罂粟壳各10g，樟脑125g，汾酒500ml。

制备方法 将前7味粉细，置容器中，加入汾酒，密封、浸泡1周后，过滤去渣，瓷瓶收贮备用；或灌装在5ml玻璃瓶中蜡封口备用。

用法 每次服5~10ml，温开水送服。

主治 主治暑月贪凉饮冷、过食瓜果生冷以致腹痛、呕吐、泄泻、头痛、恶寒、肢冷等症。

15 泄泻

15.1 泄泻概述

15.1.1 概念

泄泻是以大便次数增多，粪质稀薄，甚至泻出如水样为临床特征的一种脾胃肠病证。泄与泻在病情上有一定区别，粪出少而势缓，若漏泄之状者为泄；粪大出而势直无阻，若倾泻之状者为泻，然近代多泄、泻并称，统称为泄泻。

泄泻是一种常见的脾胃肠病证，一年四季均可发生，但以夏秋两季较为多见。中医药治疗本病有较好的疗效。

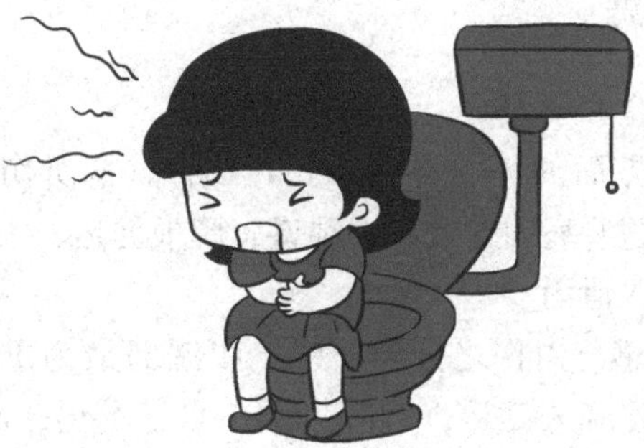

《内经》称本病证为“鹜溏”、“飧泄”、“濡泄”、“洞泄”、“注下”、“后泄”等等，且对本病的病机有较全面的论述，如《素问·生气通天论篇》曰：“因于露风，乃生寒热，是以春伤于风，邪气留连，乃为洞泄。”《素问·阴阳应象大论篇》曰：“清气在下，则生飧泄。”“湿胜则濡泻。”《素问·举痛论篇》曰：“寒气客于小肠，小肠不得成聚，故后泄腹痛矣。”《素问·至真要大论篇》曰：“诸呕吐酸，暴注下迫，皆属于热。”说明风、寒、热、湿均可引起泄泻。《素问·太阴阳明论篇》指出：“饮食不节，起居不时者，阴受之，……阴受之则入五脏，……下为飧泄。”《素问·举痛论篇》指出：“怒则气逆，甚则呕血及飧泄。”说明饮食、起居、情志失宜，亦可发生泄泻。另外《素问·脉要精微论篇》曰：“胃脉实则胀，虚则泄。”《素问·脏气法时论篇》曰：“脾病者，……虚则腹满肠鸣，飧泄食不化。”《素问·宣明五气篇》谓：“五气所病，……大肠小肠为泄。”说明泄泻的病变脏腑与脾胃大小肠有关。《内经》关于泄泻的理论体系，为后世奠定了基础。张仲景将泄泻和痢疾统称为下利。《金匮要略·呕吐秽下利病脉证治》中将本病分为虚寒、实热积滞和湿阻气滞三型，并且提出了具体的证治。如“下利清谷，里寒外热，汗出而厥者，通脉四逆汤主之。”“气利，诃梨勒散主之。”指出了虚寒下利的症状，以及治疗当遵温阳和固涩二法。又说：“下利三部脉皆平，按之心下坚者，急下之，宜大承气汤。”“下利谵语，有燥屎也，小承气汤主之。”提出对实热积滞所致的下利，采取攻下通便法，即所谓“通因通用”法。篇中还对湿邪内盛，阻滞气机，不得宣畅，水气并下而致“下利气者”，提出“当利其小便”，以分利肠中湿邪，即所谓“急开支河”之法。张仲景为后世泄泻的辨证论治奠定了基础。《三因极一病证方论·泄泻叙论》从三因学说角度全面地分析了泄泻的病因病机，认为不仅外邪可导致泄泻，情志失调亦可引起泄泻。

《景岳全书·泄泻》说：“凡泄泻之病，多由水谷不分，故以利水为上策。”并分别列出了利水方剂。《医宗必读·泄泻》在总结前人治泄经验的基础上，提出了著名的治泄九法，即淡渗、升提、清凉、疏利、甘缓、酸收、燥脾、温肾、固涩，其论述系统而全面，是泄泻治疗学上的一大发展，其实用价值亦为临床所证实。

15.1.2 病因病机

(1) 中医病因病机

致泻的病因是多方面的，主要有感受外邪，饮食所伤，情志失调，脾胃虚弱，命门火衰等等。这些病因导致脾虚湿盛，脾失健运，大小肠传化失常，升降失调，清浊不分，而成泄泻。

泄泻的病因有外感、内伤之分，外感之中湿邪最为重要，脾恶湿，外来湿邪，最易困阻脾土，致脾失健运，升降失调，水谷不化，清浊不分，混杂而下，形成泄泻，其他诸多外邪只有与湿邪相兼，方能致泻。内伤当中脾虚最为关键，泄泻的病位在脾胃肠，大小肠的分清别浊和传导变化功能可以用脾胃的运化和升清降浊功能来概括。脾胃为泄泻之本，脾主运化水湿，脾胃当中又以脾为主，脾病脾虚，健运失职，清气不升，清浊不分，自可成泻，其他诸如寒、热、湿、食等内、外之邪，以及肝肾等脏腑所致的泄泻，都只有在伤脾的基础上，导致脾失健运时才能引起泄泻。同时，在发病和病变过程中外邪与内伤，外湿与内湿之间常相互影响，外湿最易伤脾，脾虚又易生湿，互为因果。本病的基本病机是脾虚湿盛致使脾失健运，大小肠传化失常，升降失调，清浊不分。脾虚湿盛是导致本病发生的关键因素。

(2) 西医病因病机

泄泻多见于西医学的急慢性肠炎、胃肠功能紊乱、过敏性肠炎、溃疡性结肠炎、肠结核等。西医学认为腹泻可由多种原因引起，当摄入大量不吸收的高渗溶质，使体液被动进入肠腔时，可导致渗透性腹泻；由于胃肠道水与电解质分泌过多或吸收受抑制而引起分泌性腹泻；当肠黏膜完整性因炎症、溃疡等病变而受到损伤时，造成大量渗出而形成渗出性腹泻（炎症性腹泻）；当胃肠运动关系到腔内水电解质与肠上皮接触的时间缩短时，直接影响到水的吸收，形成胃肠运动功能异常性腹泻。

15.1.3 临床表现

泄泻以大便清稀为临床特征，或大便次数增多，粪质清稀；或便次不多，但粪质清稀，甚至如水状；或大便清薄，完谷不化，便中无脓血。泄泻之量或多或少，泄泻之势或缓或急。常兼有脘腹不适，腹胀腹痛肠鸣，食少纳呆，小便不利等症状。起病或缓或急，常有反复发作史。常由外感寒热湿邪，内伤饮食情志，劳倦，脏腑功能失调等诱发或加重。

15.1.4 临床诊断

(1) 中医诊断

1）具有大便次数增多，粪质稀薄，甚至泻出如水样的临床特征。其中以粪质清稀为必备条件。

2）常兼有脘腹不适，腹胀腹痛肠鸣，食少纳呆，小便不利等症状。

3）起病或缓或急，常有反复发作史。常因外感寒热湿邪，内伤饮食情志，劳倦，脏腑功能失调等诱发或加重。

(2) 西医诊断

粪便检查比较重要，应认真观察病者新鲜粪便的量、质及颜色；显微镜下粪检包括观察血细胞及病原体；粪便培养可找出病原菌等。慢性泄泻可行结肠内窥镜、小肠镜检查，可直接观察，同时采取渗出物、镜检或培养、活体组织协助诊断，同时可排除胃肠道肿瘤。关于X线检查，慢性腹泻可考虑做结肠钡剂灌肠及全消化道钡餐检查，以明确病变部位；腹部B超或CT检查有助于胰腺病变、腹腔淋巴瘤等疾病的诊断。此外，一些全身性疾病如甲亢、糖尿病、慢性肾功能不全等也可引起腹泻。

15.2 药酒技术在泄泻中的应用

15.2.1 技术一

药物组成 老条党参1条（或40g），白酒500ml。

制备方法 选用粗大连须的老条党参，将其拍出裂痕或切成小段，置容器中，加入白酒，密封，浸泡7～14天后即可开封取用。

用法 每次空腹服10～15ml，每日早晚各服1次。或随量饮之，佐膳更佳。

主治 主治脾虚泄泻、肢冷、食欲不振、体倦乏力；肺虚气虚、息短、声音低微、懒言短气；血虚萎黄、头晕心慌；热性病后津液耗伤、口渴等症。

15.2.2 技术二

药物组成 大蒜1个（去衣捣烂），红糖10g，白酒50ml。

制备方法 将上3味同煎至沸，去渣备用。

用法 1次顿服，日服1～2剂。

主治 主治感受风邪、发病突然。证见恶风、自汗、头痛发热、泄泻如水。

15.2.3 技术三

药物组成 地瓜藤根500g，烧酒1000ml。

制备方法 将上药切碎，置容器中，加入烧酒，密封，浸泡7天后，过滤去渣，即成。

用法 每次服30ml，日服2次。

主治 主治腹泻、痢疾、消化不良、黄疸、白带、痔疮等。

15.2.4 技术四

药物组成 白茯苓、白术、天花粉、怀山药、芡实、牛膝、薏苡仁各15g，白豆蔻9g，白酒5000ml。

制备方法 将前5味捣碎，入布袋，置容器中，加入白酒，密封，隔日摇动1次，浸泡14天后，过滤去渣即成。

用法 每次服15～20ml，日服2次。

主治 主治脾虚食少、食后腹满、小便不利、大便溏泄者。

15.2.5 技术五

药物组成 人参、生姜各20g，炙甘草、红枣各30g，白茯苓、炒白术各40g，黄酒1000ml。

制备方法 将前6味捣碎，置容器中，加入黄酒，密封，浸泡3～5天后，过滤去渣，即成。

用法 每次服15～20ml，日服2次。

主治 主治脾胃虚弱。中气不足所致的食少便溏、面色苍黄、语言低微、四肢无力等症。

16　便秘

16.1　便秘概述

16.1.1　概念

便秘是指由于大肠传导功能失常导致的以大便排出困难，排便时间或排便间隔时间延长为临床特征的一种大肠病证。

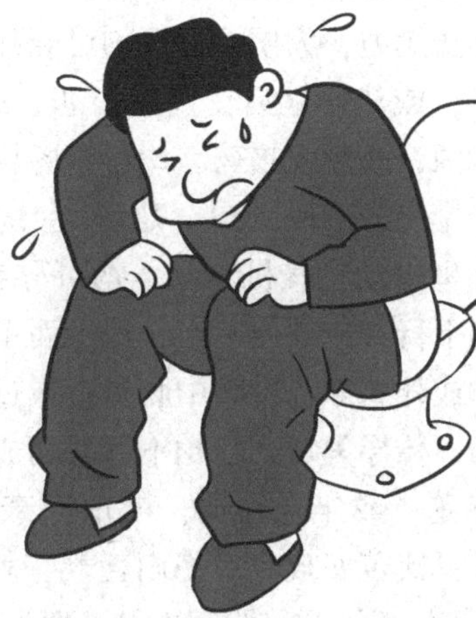

《内经》中已经认识到便秘与脾胃受寒，肠中有热和肾病有关，如《素问·厥论篇》曰："太阴之厥，则腹满䐜胀，后不利。"《素问·举痛论篇》曰："热气留于小肠，肠中痛，瘅热焦渴，则坚干不得出，故痛而闭不通矣。"《灵枢·邪气脏腑病形》曰："肾脉微急，为不得前后。"仲景对便秘已有了较全面的认识，提出了寒、热、虚、实不同的发病机制，设立了承气汤的苦寒泻下，麻子仁丸的养阴润下，厚朴三物汤的理气通下，以及蜜煎导诸法，为后世医家认识和治疗本病确立了基本原则，有的方药至今仍为临床治疗便秘所常用。李东垣强调饮食劳逸与便秘的关系，并指出治疗便秘不可妄用泻药，如《兰室秘藏·大便结燥门》谓："若饥饱失节，劳役过度，损伤胃气，及食辛热厚味之物，而助火邪，伏于血中，耗散真阴，津液亏少，故大便燥结。""大抵治病，不可一概用巴豆、牵牛之类下之，损其津液，燥结愈甚，复下复结，极则以至引导于下而不通，遂成不救。”程钟龄的《医学心悟·大便不通》将便秘分为“实秘、虚秘、热秘、冷秘”四种类型，并分别列出各类的症状、治法及方药，对临床有一定的参考价值。

16.1.2 病因病机

(1) 中医病因病机

便秘的病因是多方面的，其中主要的有外感寒热之邪，内伤饮食情志，病后体虚，阴阳气血不足等。本病病位在大肠，并与脾胃肺肝肾密切相关。脾虚传送无力，糟粕内停，致大肠传导功能失常，而成便秘；胃与肠相连，胃热炽盛，下传大肠，燔灼津液，大肠热盛，燥屎内结，可成便秘；肺与大肠相表里，肺之燥热下移大肠，则大肠传导功能失常，而成便秘；肝主疏泄气机，若肝气郁滞，则气滞不行，腑气不能畅通；肾主五液而司二便，若肾阴不足，则肠道失润，若肾阳不足则大肠失于温煦而传送无力，大便不通，均可导致便秘。其病因病机归纳起来，大致可为：素体阳盛，或热病之后，余热留恋，或肺热肺燥，下移大肠，或过食醇酒厚味，或过食辛辣，或过服热药，均可致肠胃积热，耗伤津液，肠道干涩失润，粪质干燥，难于排出，形成所谓“热秘”；忧愁思虑，脾伤气结；或抑郁恼怒，肝郁气滞；或久坐少动，气机不利，均可导致腑气郁滞，通降失常，传导失职，糟粕内停，不得下行，或欲便不出，或出而不畅，或大便干结而成气秘；恣食生冷，凝滞胃肠；或外感寒邪，直中肠胃；或过服寒凉，阴寒内结，均可导致阴寒内盛，凝滞胃肠，传导失常，糟粕不行，而成冷秘；饮食劳倦，脾胃受损；或素体虚弱，阳气不足；或年老体弱，气虚阳衰；或久病产后，正气未复；或过食生冷，损伤阳气；或苦寒攻伐，伤阳耗气，均可导致气虚阳衰，气虚则大肠传导无力，阳虚则肠道失于温煦，阴寒内结，便下无力，使排便时间延长，形成便秘；素体阴虚；津亏血少；或病后产后，阴血虚少；或失血夺汗，伤津亡血；或年高体弱，阴血亏虚；或过食辛香燥热，损耗阴血，均可导致阴亏血少，血虚则大肠不荣，阴亏则大肠干涩，肠道失润，大便干结，便下困难，而成便秘。

便秘的各种病因病机之间常常相兼为病，或互相转化，如肠胃积热与气机郁滞可以并见，阴寒积滞与阳气虚衰可以相兼；气机郁滞日久化热，可导致热结；热结日久，耗伤阴津，又可转化成阴虚等等。然而，便秘总以虚实为纲，冷秘、热秘、气秘属实，阴阳气血不足所致的虚秘则属虚。虚实之间可以转化，可由虚转实，可因虚致实，而虚实并见。故便秘的基本病机是邪滞大肠，腑气闭塞不通或肠失温润，推动无力，导致大肠传导功能失常。

(2) 西医病因病机

西医学中的功能性便秘，即属本病范畴，肠易激综合征，肠炎恢复期、直肠及肛门疾病所致之便秘，药物性便秘，内分泌及代谢性疾病所致的便秘，以及肌力减退所致的便秘等，其病因病理为：摄入的食物或水分过少，使肠内的食糜残渣或粪便的量亦少，不足以刺激结肠的正常蠕动；肠道的蠕动减弱或肠道肌肉张力减低；肠腔有狭窄或梗阻存在，使正常的肠蠕动受阻，导致粪便不能下排，例如肠梗阻或左半结肠癌；排便反射过程中任何环节有障碍或病变时均可发生便秘，例如直肠黏膜机械性刺激的感觉减弱，盆腔神经、腰骶脊髓神经病变，肛门括约肌痉挛、腹肌及膈肌收缩运动减弱等。

16.1.3　临床表现

本病主要临床特征为大便排出困难，排便时间或/及排便间隔时间延长，粪质多干硬。其表现或粪质干硬，排出困难，排便时间、排便间隔时间延长，大便次数减少，常三五日、七八日，甚至更长时间解一次大便，每次解大便常需半小时或更长时间，常伴腹胀腹痛，头晕头胀，嗳气食少，心烦失眠等症；或粪质干燥坚硬，排出困难，排便时间延长，常由于排便努挣导致肛裂、出血，日久还可引起痔疮，而排便间隔时间可能正常；或粪质并不干硬，也有便意，但排便无力，排出不畅，常需努挣，排便时间延长，多伴有汗出、气短乏力、心悸头晕等症状。由于燥屎内结，可在左下腹扪及质地较硬的条索状包块，排便后消失。本病起病缓慢，多属慢性病变过程，多发于中老年和女性。

16.1.4　临床诊断

(1)　中医诊断

1）大便排出困难，排便时间或/及排便间隔时间延长，粪质多干硬。起病缓慢，多属慢性病变过程。

2）常伴有腹胀腹痛，头晕头胀，嗳气食少，心烦失眠，肛裂、出血、痔疮，以及汗出，气短乏力，心悸头晕等症状。

3）发病常与外感寒热，内伤饮食情志，脏腑失调，坐卧少动，年老体弱等因素有关。

(2)　西医诊断

1）直肠指检 应仔细观察有无外痔、肛裂及肛瘘等病变，触诊时需注意有无内痔，肛门括约肌有无痉挛、直肠壁是否光滑，有无溃疡或新生物等。

2）粪便检查，应观察便秘者排出粪便的形态及有无黏液或血液黏附。直肠性便秘为大块质硬的粪便，由于常伴直肠炎症及肛门损伤，粪便常有黏液及少量血液黏附。中老年患者经常出现少量血液时，应特别注意大肠癌。结肠痉挛性便秘者，粪便坚硬呈块粒状如羊粪。肠易激综合征者常排出多量的黏液，但黏液中极少有红细胞、白细胞。

3）X线钡剂灌肠检查及腹部平片 X线钡剂灌肠检查对结肠、直肠肿瘤、结肠狭窄或痉挛、巨结肠等病变的诊断有较大帮助，对结肠的运动功能（蠕动）也可有较全面的了解。X线腹部平片如发现多个阶梯状液平，则对肠梗阻的诊断有重要帮助。

4）结肠镜检查 结肠镜检查对引起便秘的各种结肠病变，如结肠、直肠癌，肠腔内息肉等器质性肠腔狭窄等病变的诊断有极大的帮助，结合活组织病理检查，可获得确诊。

16.2 药酒技术在便秘中的应用

16.2.1 技术一

药物组成 枸杞子、生地黄各500g，火麻子仁300g，白酒3500ml。

制备方法 将前3味捣碎，入布袋，置容器中，加入白酒，密封，浸泡7天后过滤去渣即可饮用。

用法 每日适量饮用，中病即止。

主治 主治阴虚血头晕口干、大便偏干燥等症。

16.2.2 技术二

药物组成 黑芝麻（炒）、生地黄各300g，枸杞子各500g，火麻仁150g，糯米1500g，酒曲120g。

制备方法 将前4味加工使碎，置砂锅中，加水3000ml，煮至2000ml，取汁候冷。糯米蒸熟，候冷后置容器中，加入药汁和酒曲（先研末）拌匀，密封，置保温处酿酒14天，酒熟启封，压去糟渣，即成药酒。备用。

用法 每次服30～50ml，日服3次，或适量温服，勿醉为度。

主治 主治大便秘结、虚羸黄瘦、食欲不振、腰膝酸软、遗精、视物模糊、须发早白等症。

16.2.3 技术三

药物组成 黑芝麻（炒）、杜仲、怀牛膝各12g，丹参、白石英各6g，白酒500ml。

制备方法 将前5味捣碎除芝麻外，余药入布袋，置容器中，加入白酒和芝麻，搅拌均匀、密封，浸泡14天后，过滤去渣，即成。

用法 每次空腹温服15ml，日服3次。

主治 主治大便秘结、腰膝酸软、精血亏损、筋骨痿软、头晕目眩、风湿痹痛等症。

16.2.4 技术四

药物组成 黑芝麻（炒）、杜仲、怀牛膝各12g，丹参、白石英各6g，白酒500ml。

制备方法 将前5味捣碎除芝麻外，余药入布袋，置容器中，加入白酒和芝麻，搅拌均匀、密封，浸泡14天后，过滤去渣，即成。

用法 每次空腹温服15ml，日服3次。

主治 主治大便秘结、腰膝酸软、精血亏损、筋骨痿软、头晕目眩、风湿痹痛等症。

16.2.5 技术五

药物组成 白木耳、黑木耳各20g，糯米酒1500ml，冰糖40g。

制备方法 将前2味，用温水泡发，沥干切丝，备用。另将糯米酒，置容器中，用文火煮沸，再加入双耳丝，煮约30分钟后，取下候冷，密封，浸泡24小时后，过滤去渣，加入冰糖，溶后即成。

用法 每次服20~30ml，日服2次。

主治 主治体虚气弱、大便燥涩、虚热口渴、食欲不振、腰酸等。

17 痢疾

17.1 痢疾概述

17.1.1 概念

痢疾是因外感时行疫毒，内伤饮食而致邪蕴肠腑，气血壅滞，传导失司，以腹痛腹泻，里急后重，排赤白脓血便为主要临床表现的具有传染性的外感疾病。

痢疾，古代亦称“肠澼”、“滞下”等，含有肠腑“闭滞不利”的意思。本病为最常见的肠道传染病之一，一年四季均可发病，但以夏秋季节为最多，可散在发生，也可形成流行，无论男女老幼，对本病“多相染易”，在儿童和老年患者中，常因急骤发病，高热惊厥，厥脱昏迷而导致死亡，故须积极防治。

《内经》称本病为“肠澼”，对本病的病因、症状、预后等方面都有所论述，如《素问·太阴阳明论》说：“食饮不节，起居不时者，阴受之，……阴受之则入五脏，……脏则䐜满闭塞，下为飧泄，久为肠澼。”指出本病病因与饮食不节有关。《素问·至真要大论》说：“火淫所胜，……民病泄注赤白，……腹痛溺赤，甚为血便。”指出本病的病因与气候有关，症状为腹痛，便下赤白。汉《金匮要略·呕吐哕下利病脉证并治》将本病与泄泻合称“下利”，制定了寒热不同的白头翁汤和桃花汤治疗本病，开创了痢疾的辨证论治，两方一直为后世医家所喜用。隋《诸病源候论》有“赤白痢”、“血痢”、“脓血痢”、“热痢”等20余种痢疾记载，对本病的临床表现和病因、病机已有较深刻的认识。唐《备急千金要方》称本病为“滞下”，宋《严氏济生方》正式启用“痢疾”之病名：“今之所谓痢疾者，古所谓滞下是也”，一直沿用至今。金元时期，《丹溪心法》明确指出本病具有流行性、传染性：“时疫作痢，一方一家之内，上下传染相似”，并论述痢疾的病因以“湿热为本”。清代，出现了痢疾专著，如《痢疾论》、《痢证论》等，对痢疾理论和临床进行了系统总结，学术上也有所创新。

17.1.2 病因病机

(1) 中医病因病机

痢疾的病因有外感时邪疫毒和饮食不节两方面。时邪疫毒时邪，主要指感受暑湿热之邪，痢疾多发于夏秋之交，气候正值热郁湿蒸之际，湿热之邪内侵人体，蕴于肠腑，乃是本病发生的重要因素。疫毒是一种具有强烈传染性的致病邪气，故称之疠气。疫毒的传播，与岁运、地区、季节有关。时邪疫毒，混杂伤人，造成痢疾流行；饮食不节一是指平素饮食过于肥甘厚味或夏月恣食生冷瓜果，损伤脾胃；二是指食用馊腐不洁的食物，疫邪病毒从口而入，积滞腐败于肠间，发为痢疾。痢疾为病，发于夏秋之交，这个季节暑、湿、热三气交蒸，互结而侵袭人体，加之饮食不节和不洁，邪从口入，滞于脾胃，积于肠腑。故痢疾的病理因素有湿、热（或寒）、毒、食等，湿热疫毒之邪为多，寒湿之邪较少。病位在肠腑，与脾胃有关，这是因邪从口而入，经胃脾而滞于肠之故。

痢疾的病机，主要是时邪疫毒积滞于肠间，壅滞气血，妨碍传导，肠道脂膜血络受伤，腐败化为脓血而成痢。肠司传导之职，传送糟粕，又主津液的进一步吸收，湿、热、疫毒等病邪积滞于大肠，以致肠腑气机阻滞，津液再吸收障碍，肠道不能正常传导糟粕，因而产生腹痛、大便失常之症。邪滞于肠间，湿蒸热郁，气血凝滞腐败，肠间脂膜血络受损，化为脓血下痢，所谓“盖伤其脏腑之脂膏，动其肠胃之脉络，故或寒或热，皆有脓血”。肠腑传导失司，由于气机阻滞而不利，肠中有滞而不通，不通则痛，腹痛而欲大便则里急，大便次数增加，便又不爽则后重，这些都是由于大肠通降不利，传导功能失调之故。

由于感邪有湿热、寒湿之异，体质有阴阳盛衰之不同，治疗有正确与否，故临床表现各有差异。病邪以湿热为主，或为阳盛之体受邪，邪从热化则为湿热痢。病邪因疫毒太盛，则为疫毒痢。病邪以寒湿为主，或阳虚之体受邪，邪从寒化则为寒湿痢。热伤阴，寒伤阳，下痢脓血必耗伤正气。寒湿痢日久伤阳，或过用寒凉药物，或阳虚之体再感寒湿之邪，则病虚寒痢。湿热痢日久伤阴，或素体阴虚再感湿热之邪，则病阴虚痢。或体质素虚，或治疗不彻底，或收涩过早，致正虚邪恋，虚实互见，寒热错杂，使病情迁延难愈，为时发时止的休息痢。若影响胃失和降而不能进食，则为噤口痢。

（2）西医病因病机

中医学的痢疾与西医学的痢疾病名相同，部分临床表现一致。包含了西医学中的细菌性痢疾、阿米巴痢疾，以及似痢非痢的疾病，如非特异性溃疡性结肠炎、局限性肠炎、结肠直肠恶性肿瘤等。其发病机制为痢疾杆菌对结肠黏膜上皮细胞有吸附和侵袭作用，对肠黏膜上皮细胞具有侵袭力的菌株才能引起结肠典型病变，而对上皮细胞无侵袭力的菌株并不引起病变。胃酸、肠道菌群产生的短链脂肪酸、过氧化氢以及大肠杆菌素等，对痢疾杆菌有杀灭或拮抗作用。人体肠黏膜产生的分泌型 IgA 等特异性抗体，对痢疾杆菌有重要排斥作用。某些足以降低人体全身和胃肠道局部防御功能的因素，如慢性病、过度疲劳、暴饮暴食及消化道疾患等，则有利于痢疾杆菌侵入肠黏膜而致病。痢疾杆菌侵入肠黏膜上皮和固有层，并在其中繁殖引起肠黏膜的炎症反应，固有层呈现毛细血管及小静脉充血，并有细胞及血浆的渗出与浸润、甚至可致固有层小血管循环衰竭，从而引起上皮细胞变性甚至坏死，坏死的上皮细胞脱落后可形成小而浅表的溃疡，因而产生腹痛、腹泻、脓血便。直肠括约肌受刺激而有里急后重感，内毒素可致全身发热。

17.1.3　临床表现

痢疾以腹痛腹泻、里急后重，便下赤白脓血为主要表现，但临床症状轻重差异较大。轻者，腹痛不著，里急后重不明显，大便每日次数在10次以下，或被误诊为泄泻；重者，腹痛、里急后重均甚，下痢次数频繁，甚至在未出现泻痢之前即有高热、神疲、面青、肢冷以至昏迷惊厥。多数发病较急，急性起病者，以发热伴呕吐开始，继而阵发性腹痛、腹泻，里急后重，下痢赤白黏冻或脓血。也有缓慢发病者，缓慢发病则发热不甚或无发热，只有腹痛、里急后重，下痢赤白黏冻或脓血的主症，下痢的次数与量均少于急性发病者。急性发病者，病程较短，一般在2周左右；缓慢发病者，病程较长，多数迁延难愈，甚至病程可达数月、数年之久。痢疾可散在发生，也可在同一地区形成流行。

17.1.4　临床诊断

(1) 中医诊断

1）夏秋流行季节发病，发病前有不洁饮食史，或有接触疫痢患者史。

2）具有大便次数增多而量少，下痢赤白黏冻或脓血，腹痛，里急后重等主症，或伴有不同程度的恶寒、发热等症。疫毒痢病情严重而病势凶险，以儿童为多见，急骤起病，在腹痛、腹泻尚未出现之时，即有高热神疲，四肢厥冷，面色青灰，呼吸浅表，神昏惊厥，而痢下、呕吐并不一定严重。

(2) 西医诊断

急性细菌性痢疾血常规检查可见白细胞及中性粒细胞增多，慢性细菌性痢疾患者血常规可见轻度贫血。大便中可见大量红细胞，脓细胞，并有巨噬细胞或新鲜大便中发现有阿米巴滋养体、阿米巴包囊；大便或病变部位分泌物培养可有痢疾杆菌生长，或阿米巴培养阳性；钡剂灌肠X线检查及直肠、结肠镜检查，提示慢性痢疾、非特异性溃疡性结肠炎或结肠癌、直肠癌等改变。儿童在夏秋季节出现高热惊厥等症，而未排大便时，应清洁灌肠，取便送常规检查和细菌培养。

17.2　药酒技术在痢疾中的应用

17.2.1　技术一

药物组成　干木耳30g，鹿角胶6g，酒不拘量。

制备方法 将木耳拣净去土，炒燥，鹿胶微炒，共研细末，每次取末9g，将酒温热后饮用。

用法 视酒量以酒1～2杯调服，日服2次。

主治 主治泄痢，不问新久。

17.2.2 技术二

药物组成 干地榆500g，附子30g，酒2.5kg。

制备方法 上2味药以酒渍5宿，备用。

用法 每次饮适量，每日3次。

主治 主治休息痢。

17.2.3 技术三

药物组成 猪胰1具，青蒿叶15g，桂心末30g，无灰酒1kg。

制备方法 将猪胰切细，青蒿叶相和，微炒，以火煮酒，乘热纳入猪胰和蒿叶，再入桂心末于酒中。

用法 每日平旦空腹服1小盏，午时、夜间各再服1次。

主治 主治冷痢久不瘥者。

17.2.4 技术四

药物组成 活鲫鱼数条，红糖适量。

制备方法 将活鲫鱼去肠切碎，放瓦上焙干研末，拌红糖，备用。

用法 每服9g，用热陈酒送下。

主治 主治久痢、休息痢。

17.2.5 技术五

药物组成 大黄12g，白酒250g。

制备方法 将大黄浸于白酒中1～2天，去滓饮用。

用法 每日1～2次，每次饭前饮1小盅。

主治 主治积滞，诸痢初起。

18 黄疸

18.1 黄疸概述

18.1.1 概念

黄疸是由于感受湿热疫毒等外邪，导致湿浊阻滞，脾胃肝胆功能失调，胆液不循常道，随血泛溢引起的以目黄、身黄、尿黄为主要临床表现的一种肝胆病证。

黄疸为临床常见病证之一，男女老少皆可罹患，但以青壮年居多。历代医家对本病均很重视，古代医籍多有记述，现代研究也有长足进步，中医药治疗本病有较好疗效，对其中某些证候具有明显的优势。

《内经》已有黄疸之名，并对黄疸的病因、病机、症状等都有了初步的认识，如《素问·平人气象论篇》云："溺黄赤，安卧者，黄疸；……目黄者曰黄疸。"《素问·六元正纪大论篇》云："溽暑湿热相薄，争于左之上，民病黄瘅而为胕肿。"《灵枢·经脉》云："是主脾所生病者，……黄疸，不能卧。"《金匮要略》将黄疸立为专篇论述，并将其分为黄疸、谷疸、酒疸、女劳疸和黑疸等五疸。《伤寒论》还提出了阳明发黄和太阴发黄，说明当时已认识到黄疸可由外感、饮食和正虚引起，病机有湿热，瘀热在里，寒湿在里，相关的脏腑有脾胃肾等，并较详细记载了黄疸的临床表现，创制了茵陈蒿汤、茵陈五苓散等多首方剂，体现了泻下、解表、清化、温化、逐瘀、利尿等多种退黄之法，这些治法和方剂仍为今天所喜用，表明汉代对黄疸的辨证论治已有了较高的水平。《诸病源候论·黄病诸候》提出了一种卒然发黄，命在顷刻的"急黄"。《外台秘要·温病及黄疸》引《必效》曰："每夜小便中浸白帛片，取色退为验。"最早用实验检测的比色法来判断治疗后黄疸病情的进退。宋代韩祗和的《伤寒微旨论》除论述了黄疸的"阳证"外，还特设《阴黄证篇》，并首创用温热药治疗阴黄。

18.1.2 病因病机

(1) 中医病因病机

黄疸的病因主要有外感时邪，饮食所伤，脾胃虚弱及肝胆结石、积块瘀阻等，其发病往往是内外因相因为患。外感湿浊、湿热、疫毒等时邪自口而入，蕴结于中焦，脾胃运化失常，湿热熏蒸于脾胃，累及肝胆，以致肝失疏泄，胆液不循常道，随血泛溢，外溢肌肤，上注眼目，下流膀胱，使身目小便俱黄，而成黄疸。若疫毒较重者，则可伤及营血，内陷心包，发为急黄；饥饱失常或嗜酒过度，皆能损伤脾胃，以致运化功能失职，湿浊内生，随脾胃阴阳盛衰或从热化或从寒化，熏蒸或阻滞于脾胃肝胆，致肝失疏泄，胆液不循常道，随血泛溢，浸淫肌肤而发黄；素体脾胃虚弱，或劳倦过度，脾伤失运，气血亏虚，久之肝失所养，疏泄失职，而致胆液不循常道，随血泛溢，浸淫肌肤，发为黄疸。若素体脾阳不足，病后脾阳受伤，湿由内生而从寒化，寒湿阻滞中焦，胆液受阻，致胆液不循常道，随血泛溢，浸淫肌肤，也可发为黄疸。此外，肝胆结石、积块瘀阻胆道，胆液不循常道，随血泛溢，也可引起黄疸。

黄疸的发病是由于内外之湿阻滞于脾胃肝胆，导致脾胃运化功能失常，肝失疏泄，或结石、积块瘀阻胆道，胆液不循常道，随血泛溢而成。病理属性与脾胃阳气盛衰有关，中阳偏盛，湿从热化，则致湿热为患，发为阳黄；中阳不足，湿从寒化，则致寒湿为患，发为阴黄。至于急黄则为湿热夹时邪疫毒所致，也与脾胃阳气盛衰相关。阳黄和阴黄之间在一定条件下也可相互转化，阳黄日久，热泄湿留，或过用寒凉之剂，损伤脾阳，则湿从寒化而转为阴黄；阴黄重感湿热之邪，又可发为阳黄。

(2) 西医病因病机

中医与西医所述黄疸意义相同，大体相当于西医学中肝细胞性黄疸、阻塞性黄疸、溶血性黄疸、病毒性肝炎、肝硬化、胆石症、胆囊炎、钩端螺旋体、某些消化系统肿瘤，以及出现黄疸的败血症等，其发病机制为人体内胆红素的异常代谢。胆红素是人体内红细胞衰老死亡后的产物，在肝脏内代谢，通过胆道进入肠道排出体外，亦有少量通过肾脏从小便排出体外，因此正常情况下，人的大便和小便都是黄色的。如果以上环节某一个地方出了问题，例如红细胞破坏增多，胆红素生成过多超过了肝脏的处理能力；肝功能受损，肝细胞对胆红素的处理能力下降；胆道阻塞（如结石）使胆红素不能排出体外，都可以引起黄疸。

18.1.3 临床表现

黄疸的证候特征是目黄、身黄、小便黄，其中以目黄为主要特征。患病初起，目黄、身黄不一定出现，而以恶寒发热，食欲不振，恶心呕吐，腹胀肠鸣，肢体困重等类似感冒的症状为主，三五日后，才逐渐出现目黄，随之出现尿黄与身黄。亦有先出现胁肋剧痛，然后发黄者。病程或长或短。发黄程度或浅或深，其色或鲜明或晦暗，急黄者，其色甚则如金。急黄患者还可出现壮热神昏，衄血吐血等症。常有饮食不节，与肝炎病人接触，或服用损害肝脏的药物等病史。

18.1.4 临床诊断

(1) 中医诊断

1）以目黄、身黄、小便黄为主症，其中目黄为必具的症状。

2）常伴脘腹胀满，纳呆呕恶，胁痛，肢体困重等症。

3）常有饮食不节，与肝炎病人接触，或服用损害肝脏的药物等病史，以及过度疲劳等诱因。

(2) 西医诊断

血清总胆红素能准确地反映黄疸的程度，结合胆红素、非结合胆红素定量对鉴别黄疸类型有重要意义。总胆红素、非结合胆红素增高见于溶血性黄疸，总胆红素、结合胆红素增高见于阻塞性黄疸，而三者均增高见于肝细胞性黄疸。尿胆红素及尿胆原检查亦有助于鉴别。此外，肝功能、肝炎病毒指标、B超、CT、MRI、胃肠钡餐检查、消化道纤维内镜、逆行胰胆管造影、肝穿刺活检均有利于确定黄疸的原因。

18.2 药酒技术在黄疸中的应用

18.2.1 技术一

药物组成 丝瓜根5条，黄酒500ml。

制备方法 将丝瓜根洗净、晾干、捣烂，置砂锅中，入黄酒煎煮减半，去渣，候温备用。或捣烂取汁，冲入黄酒中候温即成。

用法 每次服20ml，日服3次。

主治 主治黄疸、眼睛、周身黄如染色。

18.2.2 技术二

药物组成 茵陈30g，栀子15g，黄酒500ml。

制备方法 将以上2味药与黄酒同煎，至300ml候温备用。

用法 每日1剂，日服3次。

主治 主治湿热黄疸（热重于湿）。

18.2.3 技术三

药物组成 秦艽50g，黄酒300ml。

制备方法 将上药捣碎，置容器中，加入黄酒，密封，浸泡7天后，过滤去渣即成。

用法 每次空腹服 30 ~ 50ml，日服 3 次。

主治 伤酒发黄，误食鼠屎亦作黄；因劳有黄，多痰涕，目有赤豚，面憔悴，或面赤恶心者是也。

18.2.4 技术四

药物组成 麻黄 20g，黄酒 300ml。

制备方法 上药用黄酒煎至 150ml，去渣即成。

用法 徐徐温服，温覆汗出，即愈。

主治 主治伤寒热出表发黄疸及小便不利、浮肿。

18.2.5 技术五

药物组成 灯草根 120g，黄酒 300ml。

制备方法 将上药切碎，与黄酒入瓶中，隔水煮 1 ~ 2 小时，静置 1 夜，去渣取酒待用。

用法 每次空腹温服 5 ~ 30ml，日服 3 次。

主治 主治湿热黄疸。

19 胁痛

19.1 胁痛概述

19.1.1 概念

胁痛是以胁肋部疼痛为主要表现的一种肝胆病证。胁，指侧胸部，为腋以下至第十二肋骨部位的统称。如《医宗金鉴·卷八十九》明确指出："其两侧自腋而下，至肋骨之尽处，统名曰胁。"《医方考·胁痛门》又谓："胁者，肝胆之区也。"且肝胆经脉布于两胁，故"胁"现代又指两侧下胸肋及肋缘部，肝胆胰所居之处。

胁痛是肝胆疾病中常见之证，临床有许多病证都是依据胁痛来判断其为肝胆病或系与肝胆有关的疾病。早在《内经》就有胁痛记载，并明确指出胁痛的发生主要是肝胆的病变。如《素问·热论》曰："三日少阳受之，少阳主胆，其脉循胁络于耳，故胸胁痛而耳聋。"《素问·刺热论篇》谓："肝热病者，小便先黄，……胁满痛。"《灵枢·五邪》说："邪在肝，则两胁中痛。"其后，历代医家对胁痛病因的认识，在《内经》的基础上，逐步有了发展。《景岳全书·胁痛》将胁痛病因分为外感与内伤两大类，并提出以内伤为多见。《临证指南医案·胁痛》对胁痛之属久病入络者，善用辛香通络、甘缓补虚、辛泄祛瘀等法，立方遣药，颇为实用，对后世医家影响较大。《类证治裁·胁痛》在叶氏的基础上将胁痛分为肝郁、肝瘀、痰饮、食积、肝虚诸类，对胁痛的分类与辨证论治作出了一定的贡献。

19.1.2 病因病机

(1) 中医病因病机

胁痛主要责之于肝胆。因为肝位居于胁下，其经脉循行两胁，胆附于肝，与肝呈表里关系，其脉亦循于两胁。肝为刚脏，主疏泄，性喜条达；主藏血，体阴而用阳。若情志不舒，饮食不节，久病耗伤，劳倦过度，或外感湿热等病因，累及于肝胆，导致气滞、血瘀、湿热蕴结，肝胆疏泄不利，或肝阴不足，络脉失养，即可引起胁痛。

胁痛病机转化较为复杂，既可由实转虚，又可由虚转实，而成虚实并见之证；既可气滞及血，又可血瘀阻气，以致气血同病。胁痛的基本病机为气滞、血瘀、湿热蕴结致肝胆疏泄不利，不通则痛，或肝阴不足，络脉失养，不荣则痛。

(2) 西医病因病机

胁痛病证，可与西医多种疾病相联系，如急性肝炎、慢性肝炎、肝硬化、肝寄生虫病、肝癌、急性胆囊炎、慢性胆囊炎、胆石症、慢性胰腺炎、胁肋外伤以及肋间神经痛等。

19.1.3 临床表现

本病以胁肋部疼痛为主要特征。其痛或发于一侧，或同时发于两胁。疼痛性质可表现为胀痛、窜痛、刺痛、隐痛，多为拒按，间有喜按者。常反复发作，一般初起疼痛较重，久之则胁肋部隐痛时发。

19.1.4 临床诊断

(1) 中医诊断

1）以胁肋部疼痛为主要特征。

2）疼痛性质可表现为胀痛、窜痛、刺痛、隐痛，多为拒按，间有喜按者。

3）反复发作的病史。

(2) 西医诊断

临床上、胁痛以右侧胁肋部疼痛为主者，其病多与肝胆疾患相关。检测肝功能指标以及甲、乙、丙、丁、戊等各型肝炎病毒指标，有助于病毒肝炎的诊断。B超检查及CT、MRI可以作为肝硬化、肝胆结石、急慢性胆囊炎、脂肪肝等疾病的诊断依据。血生化中的血脂、血浆蛋白等指标亦可作为诊断脂肪肝、肝硬化的辅助诊断指标。检测血中胎甲球蛋白、碱性磷酸酶等指标，可作为初步筛查肝内肿瘤的参考依据。

19.2 药酒技术在胁痛中的应用

19.2.1 技术一

药物组成 猪膏300g，生姜汁100g，酒300ml。

制备方法 先将前2味用慢火煎煮，煮至汁减半量时，加入酒相和，滤去渣。

用法 上剂分为3份，每日早、午、晚食前各服1份。

主治 主治胁痛气急，面青肌瘦，大小便不通，筋脉拘挛等。

19.2.2　技术二

药物组成　香附根60g，白酒250g。

制备方法　将香附根洗净切碎，用凉开水、酒各半浸泡3~5日，去滓。

用法　频频饮服。

主治　主治胸胁胀痛、脘腹疼痛、乳房胀痛、心中郁闷等。

19.2.3　技术三

药物组成　佛手120g，五加皮30g，木瓜12g，小山栀、广陈皮各15g，高良姜、砂仁、肉桂各9g，当归18g，青皮12g，木香、公丁香各6g，白酒10kg，冰糖1500g。

制备方法　将前12味捣碎，入布袋，置容器中，加入白酒，密封，用文火加热30分钟，过滤去渣，加入冰糖，待溶化后，贮瓶备用。

用法　每次服20~30ml，每早、中各服1次。

主治　主治肝郁气滞、脾胃不和、胸胁满闷心烦、气逆欲吐、食欲不振、胃脘胀痛等症。

19.2.4　技术四

药物组成　柴胡6g，制香附30g，当归15g，赤芍、川红花各9g，川芎、炙甘草各6g，低度白酒250ml或黄酒500ml。

制备方法　将前7味切碎，置容器中，加入白酒，密封，浸泡7天后，过滤去渣，即成。或隔水煮沸后，静置1宿后即可。

用法　每次服15~30ml（黄酒倍量），日服2次。

主治　主治胁痛，兼治胸胁痛。

19.2.5　技术五

药物组成　吴茱萸、桃仁各9g，葱白3根、白酒80ml。

制备方法　将吴萸炒焦，桃仁去皮尖，共研细末，葱白煨热，入白酒煎5~10分钟，去渣，即成。

用法　每日1剂，分2次温服。

主治　主治肝脾不和、胁肋疼痛难忍等。

20 臌胀

20.1 臌胀概述

20.1.1 概念

臌胀系指肝病日久，肝脾肾功能失调，气滞、血瘀、水停于腹中所导致的以腹胀大如鼓，皮色苍黄，脉络暴露为主要临床表现的一种病证。本病在古医籍中又称单腹胀、蜘蛛蛊等。

臌胀最早见于《内经》，对其病名、症状、治疗法则等都有了概括的认识。如《灵枢·水胀》记载其症状有"腹胀，身皆大，大与肤胀等也，色苍黄，腹筋起"。晋代葛洪在《肘后备急方·治卒大腹水病方》中首次提出放腹水的适应证和方法："若唯腹大，下之不去，便针脐下二寸，入数分，令水出，孔合，须腹减乃止。"隋代的《诸病源候论·水肿病》在病因上提出了"水毒"可引起臌胀病，并用"水蛊"名之，说明当时已认识到此病由水中之虫所致。金元时期《丹溪心法·臌胀》认为本病病机是脾土受伤，不能运化，清浊相混，隧道壅塞，湿热相生而成。此期在治法上有主攻有主补的不同争论，深化了臌胀的研究。及至明清，多数医家认识到本病病变脏腑重点在脾，确立了臌胀的病机为气血水互结的本虚标实的病理观，治法上更加灵活多样，积累了宝贵的经验，至今仍有效地指导着临床实践。

20.1.2 病因病机

（1）中医病因病机

臌胀的病因比较复杂，概言之，有酒食不节、情志刺激、虫毒感染、病后续发四个方面。嗜酒过度，饮食不节，脾胃受伤，运化失职，酒湿浊气蕴结中焦，土壅木郁，肝气郁结，气滞血阻，气滞、血瘀、水湿三者相互影响，导致水停腹中，而成臌胀。若因情志抑郁，肝气郁结，气机不利，则血液运行不畅，以致肝之脉络为瘀血所阻滞。同时，肝气郁结，横逆乘脾，脾失健运，水湿不化，以致气滞、血瘀交阻，水停腹中，形成臌胀。在血吸虫病流行区，遭受血吸虫感染又未能及时进行治疗，血吸虫内伤肝脾，肝伤则气滞，脾伤则湿聚为水，虫阻脉络则血瘀，诸因素相互作用，终致水停腹中，形成臌胀。黄疸、积证失治，黄疸本由湿邪致病，属肝脾损伤之疾，脾伤则失健运，肝伤则肝气郁滞，久则肝脾肾俱损，而致气滞血瘀，水停腹中，渐成臌胀。积聚之“积证”本由肝脾两伤，气郁与痰血凝聚而成，久则损伤愈重，凝聚愈深，终致气滞、血瘀、水停腹中，发生臌胀。而且，臌胀形成后，若经治疗腹水虽消退，而积证未除，其后终可因积证病变的再度加重而再度形成臌胀。

在臌胀的病变过程中，肝脾肾二脏常相互影响，肝郁而乘脾，土壅则木郁，肝脾久病则伤肾，肾伤则火不生土或水不涵木。同时气、血、水也常相因为病，气滞则血瘀，血不利而为水，水阻则气滞；反之亦然。气血水结于腹中，水湿不化，久则实者愈实；邪气不断残正气，使正气日渐虚弱，久则虚者愈虚，故本虚标实，虚实并见为本病的主要病机特点。晚期水湿之邪，郁久化热，则可发生内扰或蒙闭心神，引动肝风，迫血妄行，络伤血溢之变。总之，臌胀的病变部位在肝、脾、肾，基本病机是肝脾肾三脏功能失调，气滞、血瘀、水停于腹中。病机特点为本虚标实。

(2) 西医病因病机

根据临床表现，臌胀多属西医学所指的肝硬化腹水，其中包括肝炎后性、血吸虫性、胆汁性、营养性、中毒性等肝硬化之腹水期。其他如腹腔内肿瘤、结核性腹膜炎等疾病也表现出腹水症状。肝硬化腹水是指由于肝脏疾病导致肝脏反复炎症，纤维化及肝硬化形成后由于多种病理因素，如门脉高压、低蛋白血症、水钠潴留等引起腹腔内积液的临床症状。肝硬化腹水不是一个单独的疾病，而是许多肝脏疾病终末期（失代偿期）的共同临床表现。引起肝硬化腹水常见疾病有：乙型、丙型病毒性肝炎、酒精性肝炎、自身免疫性肝炎等。

20.1.3 临床表现

初起脘腹作胀，腹渐胀大，按之柔软，食后尤甚，叩之呈鼓音及移动性浊音。继则腹部胀满膨隆，高于胸部，仰卧位时腹部胀满以两侧为甚，按之如囊裹水，病甚者腹部膨隆坚满，脐突皮光，四肢消瘦，或肢体浮肿。皮色苍黄，腹部青筋暴露，颈胸部可见赤丝血缕，手部可现肝掌。危重阶段尚可见吐血便血，神昏，痉厥等象。常伴胁腹疼痛，食少，神疲乏力，尿少，出血倾向。起病多缓慢，病程较长，常有黄疸、胁痛、积证的病史，酒食不节、虫毒感染等病因。

20.1.4 临床诊断

(1) 中医诊断

1）具臌胀的证候特征：初起脘腹作胀，腹渐胀大，按之柔软，食后尤甚，叩之呈鼓音及移动性浊音。继则腹部胀满膨隆，高于胸部，仰卧时则腹部胀满两侧尤甚，按之如囊裹水，病甚者腹部膨隆坚满，脐突皮光。腹部青筋暴露，颈胸部出现赤丝血缕，手部出现肝掌。四肢消瘦，面色青黄。

2）常伴胁腹疼痛，食少，神疲乏力，尿少，出血倾向。

3）起病多缓慢，病程较长，常有黄疸、胁痛、积证的病史，酒食不节、虫毒感染等病因。

（2）西医诊断

臌胀为腹内积水，可用超声波探测腹水，了解腹水量。腹腔穿刺液检查有助于区分漏出液和渗出液。腹水的恶性肿瘤细胞学检查、细胞培养、结核杆菌豚鼠接种及酶、化学物质测定均为辅助手段。臌胀与西医肝硬化失代偿期关系最为密切，常由病毒性肝炎所致，血清肝炎病毒相关指标可显示感染依据。血吸虫性肝硬化患者粪检可虫卵或孵化有毛蚴。肝功能、B超、CT、MRI、腹腔镜、肝脏穿刺等检查有助于腹水原因的鉴别。消化道钡餐造影可显示门静脉高压所致食道、胃底静脉曲张的情况。

20.2 药酒技术在臌胀中的应用

20.2.1 技术一

药物组成 干鸡矢（炒黄）100g，白酒300ml。

制备方法 上药用白酒煎至减半，滤汁，备用。

用法 1剂分3次口服，少顷，腹中气大转动，利，即自脚下皮皱消也。未尽，隔日再作。仍以田螺2枚，滚酒瀹食，后用白粥调理。

主治 主治一切肚胀，四肢肿胀，不拘臌胀、气胀、湿胀、水胀等，悉皆主之。

20.2.2 技术二

药物组成 丹参、鬼箭羽各45g，秦艽、知母（冬月不用）、赤茯苓各30g，猪苓、海藻、肉桂、独活各9g，白术45g，白酒9000ml。

制备方法 将前10味切碎，置容器中，加入白酒，密封，浸泡5～7天（急需者置热灰上1日便可就），过滤去渣，即成。

用法 每次服10～15ml（饮酒少者，随意减之），日服3次。

主治 主治久患大腹病、其状四肢细、腹大、有小劳苦、则足胫肿满、食则气急。此病服下利药不瘥宜用此药酒。

21 中风

21.1 中风概述

21.1.1 概念

中风病是由于正气亏虚，饮食、情志、劳倦内伤等引起气血逆乱，产生风、火、痰、瘀，导致脑脉痹阻或血溢脑脉之外为基本病机，以突然昏仆、半身不遂、口舌歪斜、言语謇涩或不语、偏身麻木为主要临床表现的病证。根据脑髓神机受损程度的不同，有中经络、中脏腑之分，有相应的临床表现。本病多见于中老年人。四季皆可发病，但以冬春两季最为多见。

《内经》虽没有明确提出中风病名，但所记述的“大厥”、“薄厥”、“仆击”、“偏枯”、“风痱”等病证，与中风病在卒中昏迷期和后遗症期的一些临床表现相似。对本病的病因病机也有一定认识，如《灵枢·刺节真邪》：“虚邪偏客于身半，其入深，内居营卫，营卫稍衰，则真气去，邪气独留，发为偏枯。”此外，还认识到本病的发生与个人的体质、饮食、精神刺激等有关，如《素问·通评虚实论》明确指出：“仆击、偏枯……肥贵人则膏粱之疾也。”还明确指出中风的病变部位在头部，是由气血逆而不降所致。如《素问·调经论》说：“血之与气，并走于上，则为大厥，厥则暴死”。

由于患者脏腑功能失调，气血素虚或痰浊、瘀血内生，加之劳倦内伤、忧思恼怒、饮酒饱食、用力过度、气候骤变等诱因，而致瘀血阻滞、痰热内蕴，或阳化风动、血随气逆，导致脑脉痹阻或血溢脉外，引起昏仆不遂，发为中风。其病位在脑，与心、肾、肝、脾密切相关。其病机有虚（阴虚、气虚）、火（肝火、心火）、风（肝风）、痰（风痰、湿痰）、气（气逆）、血（血瘀）六端，此六端多在一定条件下相互影响，相互作用。病性多为本虚标实，上盛下虚。在本为肝肾阴虚，气血衰少，在标为风火相煽，痰湿壅盛，瘀血阻滞，气血逆乱。而其基本病机为气血逆乱，上犯于脑，脑之神明失用。

中风也叫脑卒中。分为两种类型：缺血性脑卒中和出血性脑卒中。中风是中医学对急性脑血管疾病的统称。它是以猝然昏倒，不省人事，伴发口角歪斜、语言不利而出现半身不遂为主要症状的一类疾病。

21.1.2 病因病机

(1) 中医病因病机

1）积损正衰："年四十而阴气自半，起居衰矣"。年老体弱，或久病气血亏损，脑脉失养。气虚则运血无力，血流不畅，而致脑脉瘀滞不通；阴血亏虚则阴不制阳，内风动越，携痰浊、瘀血止扰清窍，突发本病。正如《景岳全书·非风》说："卒倒多由昏愦，本皆内伤积损颓败而然。"

2）劳倦内伤：烦劳过度，伤耗阴精，阴虚而火旺，或阴不制阳易使阳气鸱张，引动风阳，内风旋动，则气火俱浮，或兼挟痰浊、瘀血上壅清窍脉络。

3）脾失健运：过食肥甘醇酒，致使脾胃受伤，脾失运化，痰浊内生，郁久化热，痰热互结，壅滞经脉，上蒙清窍；或素体肝旺，气机郁结，克伐脾土，痰浊内生；或肝郁化火，烁津成痰，痰郁互结，携风阳之邪，窜扰经脉，发为本病。此即《丹溪心法·中风》所谓"湿土生痰，痰生热，热生风也"。饮食不节，脾失健运，气血生化无源，气血精微衰少，脑脉失养，再加之情志过极、劳倦过度等诱因，使气血逆乱，脑之神明不用，而发为中风。

4）情志过极：七情所伤，肝失条达，气机郁滞，血行不畅，瘀结脑脉；暴怒伤肝，则肝阳暴张，或心火暴盛，风火相煽，血随气逆，上冲犯脑。凡此种种，均易引起气血逆乱，上扰脑窍而发为中风。尤以暴怒引发本病者最为多见。

(2) 西医病因病机

1）动脉的损害：凡是引起脑动脉病变的因素，都可成为中风的病因：①高血压（血压食品），动脉硬化性血栓栓塞。②颅内小血管病变：动脉瘤，动静脉畸形。③全身动脉炎性病变影响脑动脉：多发性大动脉炎，闭塞性血栓性脉管炎，结节性动脉炎，巨细胞动脉炎，系统红斑狼疮。④感染性动脉炎：钩端螺旋体性；梅毒螺旋体性；真菌、念珠菌或继发于化脓性脑炎。⑤动脉夹层病变：外伤性夹层动脉瘤，马凡综合征，假黄色瘤夹层组织病等。⑥先天性脑血管病变：烟雾病，先天性动静脉畸形，先天性动脉瘤。⑦外伤性脑血管病变。

2）血液流变学异常：血液黏度增高，血液浓缩。

3）血流动力学异常：低血压，放射病。

4）血液成分异常：各种栓子（风湿性心脏病伴房颤附壁血栓脱落，减压病，长骨骨折脂肪血栓，气栓子）；红细胞异常（红细胞增多症）；血小板异常（血小板积聚度增高，血小板增多症）；白细胞异常（白血病）；凝血因子异常（DIC，高凝状态）。

5）一些继发因素：肿瘤（癌栓子，肿瘤坏死或侵袭动脉出血）。

21.1.3 临床表现

脑脉痹阻或血溢脑脉之外所引起的脑髓神机受损是中风病的证候特征。其主症为神昏、半身不遂、言语謇涩或不语、口舌歪斜、偏身麻木。次症见头痛、眩晕、呕吐、二便失禁或不通、烦躁、抽搐、痰多、呃逆。舌象可表现为舌强、舌歪、舌卷，舌质暗红或红绛，舌有瘀点、瘀斑；苔薄白、白腻、黄或黄腻；脉象多弦，或弦滑、弦细，或结或代等。

1）神昏初起即可见。轻者神思恍惚，迷蒙，嗜睡。重者昏迷或昏愦。有的病人起病时神清，数日后渐见神昏，多数神昏病人常伴有谵妄、躁扰不宁等症状。

2）半身不遂轻者仅见偏身肢体力弱或活动不利，重者则完全瘫痪。有单个肢体力弱或瘫痪者，也有一侧肢体瘫痪不遂者；病人起病可仅为偏身力弱，而进行性加重，直至瘫痪不遂，或起病即见偏身瘫痪。急性期，病人半身不遂多见患肢松懈瘫软。少数为肢体强痉拘急。后遗症期，多遗有患肢强痉挛缩，尤以手指关节僵硬、屈伸不利最为严重。

3）口舌歪斜多与半身不遂共见，伸舌时多歪向瘫痪侧肢体，常伴流涎。

4）言语謇涩或不语轻者，仅见言语迟缓不利，吐字不清，患者自觉舌体发僵；重者不语。部分患者在病发之前，常伴有一时性的言语不利，旋即恢复正常。

本病发病前常有先兆症状。如素有眩晕、头痛、耳鸣，突然出现一过性言语不利或肢体麻木，视物昏花，甚则晕厥，一日内发作数次，或几日内多次复发。若骤然内风旋动，痰火交织发病者，于急性期可出现呕血、便血、壮热、喘促、顽固性呃逆，甚至厥而不复，瞳孔或大或小，病情危笃，多难救治。

21.1.4 临床诊断

（1）中医诊断

1）以神志恍惚、迷蒙，甚至昏迷或昏愦，半身不遂，口舌歪斜，舌强言謇或不语，偏身麻木为主症。

2）多急性起病。

3）病发多有诱因，病前常有头晕、头痛、肢体麻木、力弱等先兆症。

4）好发年龄为40岁以上。

（2）西医诊断

脑脊液、眼底检查及头颅CT、核磁共振等有助中风的准确诊断。早期头颅CT检查有助于鉴别中风属于出血性或者缺血性，还可以区分不同部位的出血，是中风必需的首要检查。具体标准：

1）缺血性中风：常于安静状态下发病，发病急骤，多数无明显头痛、呕吐等先兆症状；有颈动脉系统或（和）椎-基底动脉系统的症状和体征；脑血管造影检查显示不同部位脑动脉狭窄、闭塞或扭曲。造影摄片时应将颈部包含在内；急性脑缺血性中风发作24~48小时后，头部CT可显示缺血病灶。核磁共振检查提示动脉系统的狭窄和闭塞；局部脑血流测定，可提示局部脑缺血病变。

2）出血性中风：既往有高血压动脉硬化病史；突然出现意识障碍和偏瘫；CT表现为高密度影区，出血可破入脑室。临床上根据患者意识清醒与否、是否昏迷、偏瘫程度等将出血性中风分为三级。

21.2 药酒技术在中风中的应用

21.2.1 技术一

药物组成 生地、熟地、枸杞子、木通、牛膝、川芎、薏苡仁、当归各30g，金银花、松节各60g，五加皮、苍术各15g，川乌、草乌、甘草、黄柏各8g，白酒2000ml。

制备方法 将前16味切薄片或捣碎，入布袋，置容器中，加入白酒，密封，浸泡14日后，过滤去渣即成。

用法 口服：每次服30ml，日服3次。

主治 半身不遂，日夜骨痛等。

21.2.2 技术二

药物组成 百草霜（烧柴草烟囱上门者佳）6g，活土元（如5分硬币以上之大者）3个，耳屎1g，人乳10ml，黄酒120ml。

制备方法 将上5味置盏内搅匀，即成。

用法 口服：1次1剂，顿服或分数次服。

主治 中风不语，左瘫右痪，半身不遂等脑血栓，脑出血病。

21.2.3 技术三

药物组成 爬山虎60g，西洋参120g，麝香1.2g，酩馏酒1500ml。

制备方法 将前2味切碎，麝香研末，置容器中，加入白酒，密封，浸泡15日后，即可取用。

用法 口服：每次服20ml，日服1~2次。

主治 重型瘫痪。

21.2.4 技术四

药物组成 白花蛇、炙全蝎各30g，赤芍、当归、独活各100g，天麻60g，糯米2500g，酒曲适量。

制备方法 将糯米蒸熟，拌酒曲，用传统酿酒法造酒，备用。再将前6味研为粗末，入布袋，置容器中，加入酿造酒，密封，隔水煮沸，取出埋入地下7日后，启封，过滤去渣，即成。

用法 口服：每次温服30～50ml，日服2次。

主治 中风偏瘫，口眼歪斜，风湿痹痛等。

21.2.5 技术五

药物组成 当归、炒白芍、生地、牛膝、秦艽、木瓜、黄柏（盐炒）、杜仲（姜炒）、防风、陈皮各50g，川芎、羌活、独活各40g，白芷35g，槟榔25g，肉桂、甘草各10g，油松节25g，白酒1500ml。久痛加制附子30g，苍术（炒）40g。

制备方法 将前18味切碎，入布袋，置容器中，加入白酒，密封，放入盛水锅中，隔水煮1小时，取出，浸泡3日后，过滤去渣即得。

用法 口服：每次服30～50ml，日服2次，或随量饮之。

主治 瘫痪腿痛，手足麻痒，不能移动。

21.2.6 技术六

药物组成 皂荚、天南星各50g，白酒500ml。

制备方法 将前2味切碎，置容器中，加入白酒、密封、隔水煮沸后，浸泡7日，过滤去渣，即成。

用法 口服：每次服30ml，日服3次。

主治 中风口眼歪斜，头痛，头风，咳嗽痰喘，肠风便血，噤口痢等。

21.2.7 技术七

药物组成 牛膝、秦艽、薏苡仁、独活、制附子、五加皮、桂心、丹参、杜仲、酸枣仁、仙灵脾各30g，天门冬45g，细辛15g，晚蚕沙（微炒）60g，白酒10000ml。

制备方法 将前14味细剉，入布袋，置容器中，加入白酒，密封，浸泡7日后，过滤去渣即得。

用法 口服：不拘时，每次温服10～15ml，常令酒气相接为佳。

主治　妇人中风偏枯，半身不遂，顽麻不仁，筋脉拘急，不能运动。

21.2.8　技术八

药物组成　独活、肉桂、防风、制附子、牛膝各30g，火麻仁（炒香）、川椒（炒出汗）各50g，白酒1500ml。

制备方法　将前7味捣碎，置容器中，加入白酒，密封，浸泡7日（以药力尽为度），过滤去渣，备用。

用法　口服：每次温服30～50ml，每日饭前及临睡前各服1次。

主治　中风半身不遂，骨节疼痛。

21.2.9　技术九

药物组成　石楠、独活各20g，防风15g，菌芋、制川乌、肉桂各9g，制附子10g，牛膝6g，白酒750ml。

制备方法　将前八味捣碎，置容器中，加入白酒，密封，浸泡7日后，过滤去渣，即可服用。

用法　口服：每次服10～15ml，日服2次。

主治　半身不遂，筋脉拘挛，肢体疼痛，腰脊不能俯仰，肚腹冷痛等。

21.2.10　技术十

药物组成　黄芪、独活、山茱萸、桂心、蜀椒、白术、牛膝、葛根、防风、川芎、细辛、制附子、炙甘草各90g，大黄30g，干姜75g，秦艽、当归、制乌头各60g，白酒8000ml。大虚加肉苁蓉、玉竹、石斛各60g；多忘加石菖蒲、紫石英各60g，心下有水气加茯苓、人参各60g，山药90g。

制备方法　将前18味共捣碎，置容器中，加入白酒，密封，浸泡10日后，过滤去渣，即成。

用法　口服：每次服10～50ml，渐渐增之，日服3次。

主治　大风虚冷，淡澼偏枯，脚肿满，主百病。

21.2.11　技术十一

药物组成　牛蒡子、天麻各250g，当归90g，枸杞子2000g，牛蒡根500g，天麻子1000g，枳壳、牛膝、秦艽、苍术（米泔水浸、蒸熟）、羌活、防风、桔梗、晚蚕砂各60g，白酒15000ml。

制备方法　将前14味共研为粗末，置容器中，加入白酒，密封，浸泡7日，过滤去渣，即成。开封时勿令面近酒，恐气触目有伤。

用法 口服：每次温服30～50ml，每日早、中、晚及午夜各服1次。

主治 半身不遂，手足拘挛。

21.2.12 技术十二

药物组成 全蝎、僵蚕、白附子各30g，白酒250ml。

制备方法 将前3味捣碎，置容器中，加入白酒，密封，浸泡3～7日，过滤去渣，即成。

用法 口服：每次服10～15ml，日服2次。

主治 中风后口眼歪斜，兼治面瘫。

21.2.13 技术十三

药物组成 黑豆250g，丹参、桂枝、制川乌各150g，黄酒3000ml。

制备方法 将黑豆炒熟趁热投入酒中。余3味粗碎，同黄酒置容器中，再入豆淋酒，密封，用灰火煨，常令热，待酒约减半，即去渣取酒，备用。

用法 口服：每次温服20～30ml，每日早、中、晚及临睡时各服1次。

主治 中风后半身不遂。

21.2.14 技术十四

药物组成 桂枝、云茯苓各40g，川芎、独活、炙甘草、牛膝、山药、制附子、杜仲、陆英根、炮姜、踯躅花各30g，防风、白术各35g，菌芋20g，白酒2500ml。

制备方法 将前15味捣碎，置容器中，加入白酒，密封，浸泡7日后，过滤去渣，即成。

用法 口服：每日临睡前，空腹随量饮服。

主治 四肢抽搐，肌肉疼痛，体虚乏力，关节不利，口噤，口眼歪斜，言语不清。

21.2.15 技术十五

药物组成 淫羊藿、巴戟天、鸡血藤各50g，白酒1000ml。

制备方法 上药共研为粗末，纱布袋装，扎口，白酒浸泡。14日后取出药袋，压榨取液，并将药液与药酒混合，静置，过滤后即可服用。

用法 口服：每次服20ml，日服2次。

主治 脑卒中偏瘫，肢体麻木拘挛，风湿久痹以及陈旧性跌打损伤伤痛。

注意事项 血压高者慎用。

22 失眠

22.1 失眠概述

22.1.1 概念

失眠是由于情志、饮食内伤，病后及年迈，禀赋不足，心虚胆怯等病因，引起心神失养或心神不安，从而导致经常不能获得正常睡眠为特征的一类病证。主要表现为睡眠时间、深度的不足以及不能消除疲劳、恢复体力与精力，轻者入睡困难，或寐而不酣，时寐时醒，或醒后不能再寐，重则彻夜不寐。

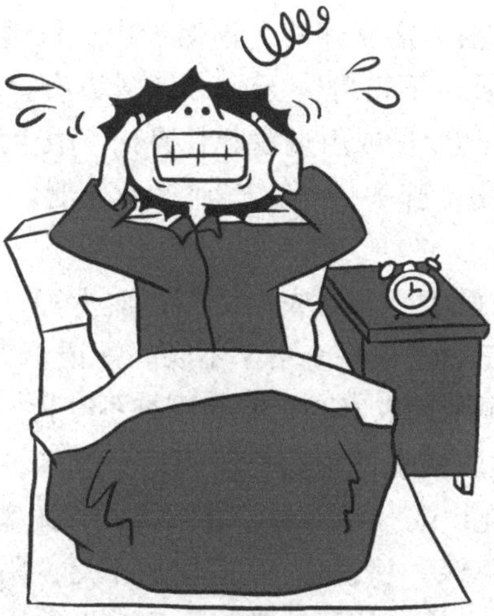

失眠是以不能获得正常睡眠，以睡眠时间、深度及消除疲劳作用不足为主的一种病证。

失眠的病因虽多，但以情志、饮食或气血亏虚等内伤病因居多，由这些病因引起心、肝、胆、脾、胃、肾的气血失和，阴阳失调，其基本病机以心血虚、胆虚、脾虚、肾阴亏虚进而导致心失所养及由心火偏亢、肝郁、痰热、胃失和降进而导致心神不安两方面为主。其病位在心，但与肝、胆、脾、胃、肾关系密切。失眠虚证多由心脾两虚，心虚胆怯，阴虚火旺，引起心神失养所致。失眠实证则多由心火炽盛，肝郁化火，痰热内扰，引起心神不安所致。但失眠久病可表现为虚实兼夹，或为瘀血所致，故清代王清任用血府逐瘀汤治疗。

在补虚泻实，调整脏腑气血阴阳的基础上辅以安神定志是本病的基本治疗方法。实证宜泻其有余，如疏肝解郁，降火涤痰，消导和中。虚证宜补其不足，如益气养血，健脾、补肝、益肾。实证日久，气血耗伤，亦可转为虚证，虚实夹杂者，治宜攻补兼施。安神定志法的使用要结合临床，分别选用养血安神、镇惊安神、清心安神等具体治法，并注意配合精神治疗，以消除紧张焦虑，保持精神舒畅。

22.1.2 病因病机

(1) 中医病因病机

1）情志所伤或由情志不遂，肝气郁结，肝郁化火，邪火扰动心神，心神不安而不寐。或由五志过极，心火内炽，心神扰动而不寐。或由思虑太过，损伤心脾，心血暗耗，神不守舍，脾虚生化乏源，营血亏虚，不能奉养心神，即《类证治裁·不寐》曰："思虑伤脾，脾血亏损，经年不寐。"

2）饮食不节脾胃受损，宿食停滞，壅遏于中，胃气失和，阳气浮越于外而卧寐不安，如《张氏医通·不得卧》云："脉滑数有力不得卧者，中有宿滞痰火，此为胃不和则卧不安也。"或由过食肥甘厚味，酿生痰热，扰动心神而不眠。或由饮食不节，脾胃受伤，脾失健运，气血生化不足，心血不足，心失所养而失眠。

3）病后、年迈久病血虚，产后失血，年迈血少等，引起心血不足，心失所养，心神不安而不寐。正如《景岳全书·不寐》所说："无邪而不寐者，必营气之不足也，营主血，血虚则无以养心，心虚则神不守舍。"

4）禀赋不足，心虚胆怯素体阴盛，兼因房劳过度，肾阴耗伤，不能上奉于心，水火不济，心火独亢；或肝肾阴虚，肝阳偏亢，火盛神动，心肾失交而神志不宁。如《景岳全书·不寐》所说："真阴精血不足，阴阳不交，而神有不安其室耳。"亦有因心虚胆怯，暴受惊恐，神魂不安，以致夜不能寐或寐而不酣，如《杂病源流犀烛·不寐多寐源流》所说："有心胆惧怯，触事易惊，梦多不祥，虚烦不寐者。"

(2) 西医病因病机

1）环境原因：常见的有睡眠环境的突然改变。环境的改变，会使人产生生理上的反应，如乘坐车、船、飞机时睡眠环境的变化；卧室内强光、噪音、过冷或过热都可能使人失眠。有的人对环境的适应性强，有的人则非常敏感、适应性差，环境一改变就睡不好。

2）个体因素：不良的生活习惯，如睡前饮茶，饮咖啡，吸烟等。茶、咖啡、可乐类饮料等含有中枢神经兴奋剂——咖啡因，晚间饮用可引起失眠。酒精干扰人的睡眠结构，使睡眠变浅，一旦戒酒也会因戒断反应引起失眠。

3）躯体原因：广义地说，任何躯体的不适均可导致失眠。

4）精神因素：包括因某个特别事件引起兴奋，忧虑所至的机会性失眠。心理因素如焦虑、烦躁不安或情绪低落、心情不愉快等，都是引起失眠的重要原因。生活的打击、工作与学习的压力、未遂的意愿及社会环境的变化等，会使人产生心理和生理反应，导致神经系统的功能异常，造成大脑的功能障碍，从而引起失眠。

5）情绪因素：情绪失控可引起的心境上的改变，这种改变特别会在情绪不稳时表现出来，它可以是由某些突发事件引起，如特别的喜事或特别的悲伤、生气等都可导致失眠。这种因突发事件引起的失眠只是一种现象，可能是偶然发生的、暂时的；而更严重的失眠则是长期存在睡不好的现象，他们的情绪持续性地处于低落状态，紧张、害怕、担心、怀疑、愤怒、憎恨、抑郁、焦虑等等情感不仅占据他们白天的感觉器官，而且就连晚上也仍然欲罢不能。

6）安眠药或嗜酒者的戒断反应：失眠的身体疾病有心脏病、肾病、哮喘、溃疡病、关节炎、骨关节病、肠胃病、高血压、睡眠呼吸暂停综合征、甲状腺功能亢进、夜间肌阵挛综合征、脑疾病等。服用中枢兴奋药物可导致失眠，如减肥药苯丙胺等。长期服用安眠药，一旦戒掉，也会出现戒断症状。有的人对睡眠的期望过高，认为睡得好，身体就百病不侵，睡得不好，身体上易出各种毛病。这种对睡眠的过分迷信，增加了睡眠的压力，容易引起失眠。

22.1.3 临床表现

失眠以睡眠时间不足，睡眠深度不够及不能消除疲劳、恢复体力与精力为主要证候特征。其中睡眠时间不足者可表现为入睡困难，夜寐易醒，醒后难以再睡，严重者甚至彻夜不寐。睡眠深度不够者常表现为夜间时醒时寐，寐则不酣，或夜寐梦多。由于睡眠时间及深度质量的不够，致使醒后不能消除疲劳，表现为头晕、头痛、神疲乏力、心悸、健忘，甚至心神不宁等。由于个体差异，对睡眠时间和质量的要求亦不相同，故临床判断失眠不仅要根据睡眠的时间和质量，更重要的是以能否消除疲劳、恢复体力与精力为依据。

22.1.4 临床诊断

（1）中医诊断

1）轻者入睡困难或睡而易醒，醒后不寐，连续3周以上，重者彻夜难眠。

2）常伴有头痛头昏、心悸健忘、神疲乏力、心神不宁、多梦等。

(2) 西医诊断

诊断主要依靠病史，产生失眠问题的原因很多，寻找睡眠障碍，躯体疾病，情感因素，生活方式以及环境因素等导致失眠的原因，也是诊断需要解决的内容。

22.2 药酒技术在失眠中的应用

22.2.1 技术一

药物组成 熟地黄240g，枸杞子、制首乌、薏苡仁各120g，白檀香9g（或沉香末3g），当归、龙眼肉90g，白酒15000ml。

制备方法 将前7味捣碎，入布袋，置容器中，加入白酒，密封，浸泡10日后，过滤去渣，即成。

用法 口服：每晚临睡前温服3ml，不宜多饮。

主治 失眠症。其表现是经常性的睡眠困难，该入睡时难以入睡，或睡中易醒，醒后无清晰感，精神不振，有的甚至通宵不能成寐。

22.2.2 技术二

药物组成 桂圆肉125g，熟地黄45g，甘枸杞、白茯苓、怀山药、莲子肉、当归身各30g，五味子、酸枣仁、薏苡仁、川续断、麦冬各15g，木香、大茴香各7.5g，丁香3g，白酒5000ml。

制备方法 将茯苓、莲子肉、山药、薏苡仁研细末，余11味制成饮片，同入布袋，置容器中，加入白酒，密封，隔水加热至药材浸透，取出，浸泡7日后，过滤去渣，即成。

用法 口服：每次服15～20ml，日服2次。

主治 心悸失眠，神志不安，气怯血弱。

22.2.3 技术三

药物组成 黄精50g，何首乌、枸杞子、酸枣仁各25g，白酒500ml。

制备方法 将前4味捣碎，置容器中，加入白酒，密封，浸泡60日后，过滤去渣，即成。

用法 口服：每次服25ml，日服2次。

主治 头晕失眠，食欲缺乏，腰膝酸痛，体衰乏力等症。

22.2.4 技术四

药物组成 麦冬30g，生地22g，柏子仁、桂圆肉、当归、白茯苓各15g，白酒2500ml。

制备方法 将前6味切碎，入布袋，置容器中，加入白酒，密封，浸泡7日后，过滤去清，即成。

用法 口服：每次服10～15ml，日服2次。

主治 心悸失眠，精神疲倦等症。

22.2.5 技术五

药物组成 桑葚、桂圆肉各20g，莲子肉15g，白酒500ml。

制备方法 将上药置容器中，加入白酒，密封，浸泡7日后即可取用。

用法 口服：每次服20ml，日服3次。

主治 心悸失眠，体弱少力，耳聋目眩等症。

22.2.6 技术六

药物组成 甘菊花2000g，何首乌1000g，当归，枸杞子各500g，大米300g，酒曲适量。

制备方法 将前4味入锅中，加水适量煎汁，用纱布过滤取汁待用。再将大米煮半熟沥干，和药汁混匀蒸熟，再拌酒曲适量，装入瓷缸中，四周用棉花或稻壳保温发酵，直到发出甜味，酒熟去渣，取用。

用法 口服：每日早、晚饭时，取药酒20ml，用开水冲服。

主治 肝肾不足所致的头晕失眠，目视眼花，须发早白，腰膝酸软等症。

22.2.7 技术七

药物组成 枸杞子45g，酸枣仁30g，五味子25g，香橼20g，何首乌18g，红枣15枚，白酒1000ml。

制备方法 将前6味粗碎，入布袋，置容器中，加入白酒，密封，浸泡7日后，过滤去渣，即成。

用法 口服：每晚临睡前服20～30ml。

主治 失眠多梦，头晕目眩。

22.2.8 技术八

药物组成 丹参、酸枣仁各50g，五味子30g，白酒1000ml。

制备方法 将前3味捣碎，置容器中，加入白酒，密封，浸泡7日后，过滤去渣，即成。

用法 口服：每次服10～20ml，日服2次。

主治 失眠，多梦，心悸等症。

22.2.9 技术九

药物组成 人参2g，三七、川芎各6g，当归、黄芪各20g，五加皮、白术各12g，甘草4g，五味子、茯苓各8g，白酒1000ml。

制备方法 将前10味捣碎，置容器中，加入白酒，密封，浸泡15日后，过滤去渣，即成。

用法 口服：每次服20ml，日服2次。

主治 劳倦过度，久病虚弱，失眠多梦，食欲缺乏，倦怠乏力等症。

22.2.10 技术十

药物组成 怀山药100g，山茱萸30g，五味子、人参各10g，白酒1000ml。

制备方法 将前4味捣碎，置容器中，加入白酒，密封，浸泡15日后，过滤去渣，即成。

用法 口服：每次服15～20ml，日服2次。

主治 体质虚弱，头晕目眩，心悸怔忡，失眠多梦，遗精，早泄，盗汗等症。

23 痫病

23.1 痫病概述

23.1.1 概念

痫病是由先天或后天因素，使脏腑受伤，神机受损，元神失控所导致的，以突然意识丧失，发则仆倒，不省人事，两目上视，口吐涎沫，四肢抽搐，或口中怪叫，移时苏醒，醒后一如常人为主要临床表现的一种发作性疾病。又称为“痫证”、“癫痫”、“羊痫风”等。自新生儿至老年均可发病。

对于痫病的分类，古有五痫之别，又有风痫、惊痫、食痫之分，对其理论和实践意义，亦应采取学习与研究态度。

西医学的癫痫包括原发性癫痫和继发性癫痫，出现大发作、小发作、局限性发作、精神运动性发作等不同类型。

本病的病因可分为先天因素和后天因素。先天因素有两个方面，一是胎气受损，当在母腹时，母亲或受惊而精却，或过分劳累而体虚导致小儿禀赋不足。二是父母禀赋虚弱或父母本患癫痫导致小儿精气不足。后天因素主要有三方面：一是七情失调；二是由于外感六淫，往往病邪虽去而痫证独留，长久不愈；三是跌仆损伤，瘀血内留成痫。

本病病发即急，以开窍醒神豁痰治其标；平时病缓则去邪补虚以治其本，是谓本病之大法。临证时前者多以豁痰熄风、开窍定痫法，后者宜健脾化痰，补益肝肾、养心安神法治之。而调养精神、注意饮食、劳逸适度实属重要。

23.1.2 病因病机

(1) 中医病因病机

1）胎儿在母腹期间，母亲受惊吓，惊则气乱，胎气便随之而逆乱，致小儿脏气不能平衡协调，脾肾虚而生痰，肝气旺而生风。若母亲怀孕受恐，恐则精却而肾亏，母体肾亏则小儿出生后易患痫证。若父母患痫证则因其脏气不平，影响小儿先天禀赋而易患痫证。

2）饮食失调，脾气素虚则痰浊内聚，适逢七情失调，尤以骤然大惊、大恐、大怒为甚。惊则气乱，肝失条达而横逆，或痰随气升，上冲于元神之府或蒙蔽心窍均可使神明丧失。恐则气下，精血不能随气上承，心神及元神之府失养而导致神明不用，神机失灵，水不涵木则导致肝风内动。大怒伤肝，怒则气上，肝气不舒，五志过极化火，若兼脾虚生痰，则痰火互结，火扰心，痰闭窍，痰火随气上冲于脑而抽搐神昏。

3）外感六淫之邪干扰脏腑之气的平衡，轻者邪退而脏气渐平，重者素来脏腑之气偏颇者，则邪虽退而气机不能和顺。肝失条达，脾失健运，痰浊遂生，肝郁则化火、生风，风火痰相结侵犯心脑而成本病。

4）跌仆，产伤伤及脑部，最易形成瘀血，气血不畅则神明遂失；血瘀不行，筋脉失养，则致血虚生风而抽搐。

综上所述，先天遗传与后天所伤为两大致病因素，多由痰、火、瘀为内风触动，致气血逆乱，蒙蔽清窍而发病。以心脑神机受损为本，脏腑功能失调为标，其脏气不平，阴阳偏胜，心脑所主之神明失用，神机失灵，元神失控是病机的关键所在。其病位在心脑，与肝脾肾关系密切。

(2) 西医病因病机

癫痫病因极其复杂，可分三大类，并存在多种影响发病的因素：

1）特发性癫痫：可疑遗传倾向无其他明显病因，常在某特殊年龄段起病，有特征性临床及脑电图表现，诊断较明确。

2）症状性癫痫：中枢神经系统病变影响结构或功能等，如染色体异常、局灶性或弥漫性脑部疾病，以及某些系统性疾病所致。

局限性或弥漫性脑部疾病：①先天性异常：胚胎发育中各种病因导致脑穿通畸形、小头畸形、先天性脑积水胼胝体缺如及大脑皮质发育不全，围产期胎儿脑损伤等；②获得性脑损伤：如脑外伤，颅脑手术后，脑卒中后，颅内感染后，急性酒精中毒；③产伤：新生儿癫痫发生率约为1%，分娩时合并产伤多伴脑出血或脑缺氧损害，新生儿合并脑先天发育畸形或产伤，癫痫发病率高达25%；④炎症：包括中枢神经系统细菌、病毒、真菌、寄生虫、螺旋体感染及AIDS神经系统并发症等；⑤脑血管疾病：如脑动静脉畸形、脑梗死和脑出血等；⑥颅内肿瘤：原发性肿瘤如神经胶质瘤、脑膜瘤等；⑦遗传代谢性疾病：如结节性硬化、脑-面血管瘤病、苯丙酮酸尿症等；⑧神经系统变性病如阿尔茨海默病、皮克病等约1/3的患者合并癫痫发作。

系统性疾病：①缺氧性脑病：如心搏骤停、CO中毒窒息、麻醉意外和呼吸衰竭等可引起肌阵挛性发作或全身性大发作；②代谢性脑病：如低血糖症，最常导致癫痫其他代谢及内分泌障碍如高血糖症、低钙血症、低钠血症，以及尿毒症、肝性脑病和甲状腺毒血症等均可导致癫痫发作；③心血管疾病：如心脏骤停、高血压脑病等；④热性惊厥：热性发作导致海马硬化是颞叶癫痫继发全身性发作，并成为难治性癫痫的重要病因；⑤子痫；⑥中毒：如酒精、异烟肼、卡巴唑等药物及铅、铊等重金属中毒。

3）隐源性癫痫：较多见，临床表现提示症状性癫痫，但未找到明确病因，可在特殊年龄段起病，无特定临床和脑电图表现。

23.1.3 临床表现

神机受累引起元神失控，意识丧失，以突然仆倒，昏不知人，两目上视，口吐涎沫，四肢抽搐，项背强直，甚则二便失禁，或发则怪叫，移时苏醒，除疲乏无力外，一如常人。

23.1.4 临床诊断

（1）中医诊断

1）起病多骤急，发作前常有眩晕、胸闷、叹息等先兆症状。

2）突然仆倒，不省人事，两目上视，口吐涎沫，四肢抽搐，或口中怪叫，移时苏醒，除疲乏无力外，一如常人。

3）多有先天因素或家族史。尤其病发于幼年者与此关系密切。

4）每因惊恐、劳累、情志过极、饮食不节或不洁、或头部外伤、或劳欲过度等诱发。

（2）西医诊断

1）实验室：血、尿、便常规检查及血糖、电解质（钙磷）测定。

2）脑脊液检查：如病毒性脑炎时，白细胞计数增多、蛋白增高，细菌性感染时，还有糖及氯化物降低。脑寄生虫病可有嗜酸性粒细胞增多；中枢神经系统梅毒时，梅毒螺旋体抗体检测阳性。颅内肿瘤可以有颅内压增高、蛋白增高。

3）血清或脑脊液氨基酸分析：可以发现可能的氨基酸代谢异常。

4）神经电生理检查：传统的脑电图记录。如硬膜下电极包括线电极和栅电极放置在可能是癫痫区域的脑部。

5）神经影像学检查：CT 和 MRI 大大提高了癫痫病灶结构异常的诊断。目前已在临床应用脑功能检查包括阳离子衍射断层摄影（PET）、单光子衍射断层摄影（SPECT）和 MRI 光谱分析仪（MRS）。PET 可以测量脑的糖和氧的代谢、脑血流和神经递质功能变化。SPECT 亦可以测量脑血流、代谢和神经递质功能变化，但是在定量方面没有 PET 准确。MRS 可以测量某些化学物质，如乙酰天冬氨酸含胆碱物质、肌酸和乳酸在癫痫区域的变化。

6）神经生化的检查：目前已经应用的离子特异电极和微透析探针，可以放置在脑内癫痫区域，测量癫痫发作间、发作时长和发作后的某些生化改变。

7）神经病理检查：是手术切除癫痫病灶的病理检查，可以确定癫痫病因是由脑瘤瘢痕、血管畸形、硬化炎症、发育异常或其他异常引起。

8）神经心理检查：此项检查可以评估认知功能的障碍，可以判断癫痫病灶或区域在大脑的哪一侧。

23.2 药酒技术在痫病中的应用

23.2.1 技术一

药物组成 芫菁、巴豆、斑蝥（去翅足）各10g，附子、踯躅、细辛、乌头、干姜、桂心、蜀椒、天雄、黄芩各30g，低度白酒1000ml。

制备方法 将前12味捣碎。置容器中，加入白酒，密封，浸泡10日后，过滤去渣，即成。

用法 口服：每次服5～15ml，以知为度，日服2次。

主治 百病风邪狂走，小腹肿，癥瘕霍乱，中恶，飞尸遁注。暴症伤寒。中风湿冷，头痛身重诸病，寒热风虚及头风等症。

23.2.2 技术二

药物组成 丹参200g，菖蒲、酸枣仁（炒）各50g，法半夏15g，50度白酒1500ml。

制备方法 将前4味切碎，置容器中，加入白酒，密封，浸泡14日后，过滤去渣，压榨药渣取汁，合并浸液，再滤过澄清，即成。

用法 口服：每次服20ml，日服2次。

主治 癫痫，神经衰弱，脑震荡后遗症，头痛、失眠等多种神经系统疾病。

23.2.3 技术三

药物组成 生龙骨、生牡蛎、生石决明、珍珠母、礞石30g，代赭石20g，龙胆草、天竺黄、石菖蒲、旋覆花、黄芩、生大黄、远志、枸子仁各9g，矾郁金、清半夏、广陈皮各10g，茯神15g；黄酒1500ml。

制备方法 将前18味，前6味加水适量煎2次，每次煎2小时，两次煎液合并浓缩成300ml，余12味捣碎，置容器中，加入黄酒，密封，隔水用文火煮约1～2小时。取出待冷，加入水煎液，密封。浸泡48小时后，过滤去渣，即成。

用法 口服：每次空腹服15～30ml，日服3次。

主治 狂证。

23.2.4 技术四

药物组成 黄芩15g，半夏12g，柴胡、青皮、枳壳、竹茹、龙胆草、栀子、菖蒲、天竺黄各9g，远志、制南星各6g，珍珠母、磁石各30g，黄酒500ml。

制备方法 将前12味切碎，置容器中，加入黄酒，密封，隔水煮沸，再浸渍两宿，过滤去渣，加入水煎液（将珍珠母、磁石加水煎2次，每次煎1～2小时。两次煎液合并浓缩至1500ml），拌匀，即成。

用法 口服：每次空腹服40～60ml，日服3次。

主治 癫狂（痰火狂乱型）。

23.2.5 技术五

药物组成 丹砂（成块者）15g，麝香（另研后入），白酒300ml。

制备方法 将丹砂研成细末，同麝香研和匀，置瓷瓶内。加入白酒，以慢火煨之。时用银针搅令热，备用。

用法 每次空腹服20～40ml，日服3次。

主治 口服；每服随患者平时饮酒多少，令全醉。候患者睡着，再用厚衣被盖之，令汗出。

注意事项 若患人不能多饮，只用丹砂0.3g，麝香1.5g，白酒100ml，制如前法，时时饮之。

23.2.6 技术六

药物组成 乌鸦1只，米酒1500ml。

制备方法 先取出乌鸦胆留用。将乌鸦去毛及内脏，与米酒共置入容器中，密封浸泡20日后。可滤出酒服用。药渣可再加米酒继续浸泡。

用法 口服：乌鸦胆可另用100ml，米酒冲服。每日服乌鸦酒2次，每次服100ml。

主治 癫痫。

23.2.7 技术七

药物组成 丹参1500g，烧酒3000ml。

制备方法 将上药与烧酒置入容器中，密封浸泡14日后即可。

用法 口服：每次服1匙，日服3次。分3个月服完1料。

主治 癫痫，外伤性癫痫尤宜。

24 头痛

24.1 头痛概述

24.1.1 概念

头痛是临床常见的症状，通常将局限于头颅上半部，包括眉弓、耳轮上缘和枕外隆突连线以上部位的疼痛统称头痛。头痛病因繁多，神经痛、颅内感染、颅内占位病变、脑血管疾病、颅外头面部疾病，以及全身疾病如急性感染、中毒等均可导致头痛。发病年龄常见于青年、中年和老年。

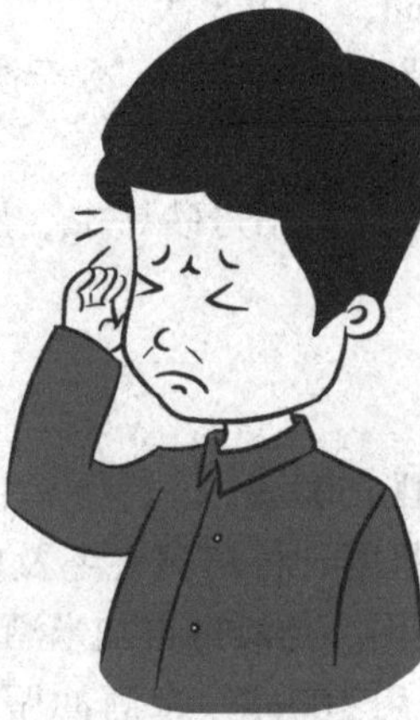

24.1.2 病因病机

（1）中医病因病机

1）感受外邪：多因起居不慎，坐卧当风，感受风寒湿热等外邪上犯于头，清阳之气受阻，气血不畅，阻遏络道而发为头痛。外邪中以风邪为主，因风为阳邪，“伤于风者，上先受之”，“巅高之上，唯风可到”。但“风为百病之长”、六淫之首，常挟寒、湿、热邪上袭。

风挟寒，寒为阴邪伤阳，清阳受阻，寒凝血滞，络脉绌急而痛；若挟热邪，风热上炎，侵扰清空，气血逆乱而痛；若挟湿邪，湿性黏滞，湿蒙清阳，头为“清阳之府”，清阳不布，气血不畅而疼痛。外邪所致头痛，其病机如《医碥·

头痛》所说："六淫外邪，惟风寒湿三者最能郁遏阳气，火暑燥三者皆属热，受其热则汗泄，非有风寒湿袭之，不为害也。然热甚亦气壅脉满，而为痛矣。"

2）情志郁怒：长期精神紧张忧郁，肝气郁结，肝失疏泄，络脉失于条达拘急而头痛；或平素性情暴逆，恼怒太过，气郁化火，日久肝阴被耗，肝阳失敛而上亢，气壅脉满，清阳受扰而头痛。

3）饮食不节：素嗜肥甘厚味，暴饮暴食，或劳伤脾胃，以致脾阳不振，脾不能运化转输水津，聚而痰湿内生，以致清阳不升，浊阴下降，清窍为痰湿所蒙；或痰阻脑脉，痰瘀痹阻，气血不畅，均可致脑失清阳、精血之充，脉络失养而痛。如丹溪所言"头痛多主于痰"。饮食伤脾，气血化生不足，气血不足以充营脑海，亦为头痛之病因病机。

4）内伤不足：先天禀赋不足，或劳欲伤肾，阴精耗损，或年老气血衰败，或久病不愈，产后、失血之后，营血亏损，气血不能上营于脑，髓海不充则可致头痛。此外，外伤跌仆，或久病入络则络行不畅，血瘀气滞，脉络失养而易致头痛。头为神明之府，"诸阳之会"，"脑为髓海"，五脏精华之血，六腑清阳之气皆能上注于头，即头与五脏六腑之阴精、阳气密切相关，凡能影响脏腑之精血、阳气的因素皆可成为头痛的病因，归纳起来不外外感与内伤两类。病位虽在头，但与肝脾肾密切相关。风、火、痰、瘀、虚为致病之主要因素。邪阻脉络，清窍不利；精血不足，脑失所养，为头痛之基本病机。

（2）西医病因病机

引起头痛的病因众多，大致可分为原发性和继发性两类。前者不能归因于某一确切病因，也可称为特发性头痛，常见的如偏头痛、紧张型头痛；后者病因可涉及各种颅内病变如脑血管疾病、颅内感染、颅脑外伤，全身性疾病如发热、内环境紊乱以及滥用精神活性药物等。具体如下：

1）感染：颅脑感染或身体其他系统急性感染引发的发热性疾病。常引发头痛的颅脑感染如脑膜炎、脑膜脑炎、脑炎、脑脓肿、颅内寄生虫感染（如囊虫、包虫）等。急性感染如流行性感冒、肺炎等疾病。

2）血管病变：蛛网膜下隙出血、脑出血、脑血栓形成、脑栓塞、高血压脑病、脑供血不足、脑血管畸形等。

3）占位性病变：颅脑肿瘤、颅内转移癌、炎性脱髓鞘假瘤等引起颅内压增高引发的头痛。头面、颈部神经病变头面部支配神经痛：如三叉神经、舌咽神经及枕神经痛。头面五官科疾患如眼、耳、鼻和牙疾病所致的头痛。颈椎病及其他颈部疾病引发头颈不疼痛。

4）全身系统性疾病：高血压病、贫血、肺性脑病、中暑等引起头痛。

5）颅脑外伤：如脑震荡、脑挫伤、硬膜下血肿、颅内血肿、脑外伤后遗症。

毒物及药物中毒如酒精、一氧化碳、有机磷、药物（如颠茄、水杨酸类）等中毒。

6）内环境紊乱及精神因素：月经期及绝经期头痛。神经症躯体化障碍及癔症性头痛。

7）其他：如偏头痛、丛集性头痛（组胺性头痛）、头痛型癫痫。

头痛的发病机制复杂，主要是由于颅内、外痛敏结构内的痛觉感受器受到刺激，经痛觉传导通路传导到达大脑皮层而引起。颅内痛敏结构包括静脉窦（如矢状窦）、脑膜前动脉及中动脉、颅底硬脑膜、三叉神经（Ⅴ）、舌咽神经（Ⅸ）和迷走神经（Ⅹ）、颈内动脉近端部分及邻近 Willis 环分支、脑干中脑导水管周围灰质和丘脑感觉中继核等；颅外痛敏结构包括颅骨骨膜、头部皮肤、皮下组织、帽状腱膜、头颈部肌肉和颅外动脉、第 2 和第 3 颈神经、眼、耳、牙齿、鼻窦、口咽部和鼻腔黏膜等。机械、化学、生物刺激和体内生化改变作用于颅内、外痛敏结构均可引起头痛。如颅内、外动脉扩张或受牵拉，颅内静脉和静脉窦的移位或受牵引，脑神经和颈神经受到压迫、牵拉或炎症刺激，颅、颈部肌肉痉挛、炎症刺激或创伤，各种原因引起的脑膜刺激，颅内压异常，颅内 5-羟色胺能神经元投射系统功能紊乱等。

24.1.3 临床表现

程度有轻有重，疼痛时间有长有短。疼痛形式多种多样，常见胀痛、闷痛、撕裂样痛、电击样疼痛、针刺样痛，部分伴有血管搏动感及头部紧箍感，以及恶心、呕吐、头晕等症状。继发性头痛还可伴有其他系统性疾病症状或体征，如感染性疾病常伴有发热，血管病变常伴偏瘫、失语等神经功能缺损症状等。头痛依据程度产生不同危害，病情严重可使患者丧失生活和工作能力。

24.1.4 临床诊断

（1）中医诊断

阳明经与任脉行于头前，故前额连眉棱骨痛，病在阳明经；太阳经与督脉行于头后，故后头连项痛，病在太阳经；少阳经行于头两侧，故头两侧痛，病在少阳经；足厥阴经系目达巅顶，故巅顶痛，病在厥阴经等。

（2）西医诊断

诊断依据患者头部疼痛部位即可诊断。在头痛的诊断过程中，应首先区分是原发性或是继发性。原发性头痛多为良性病程，继发性头痛则为器质性病变所致，任何原发性头痛的诊断应建立在排除继发性头痛的基础之上。头痛病因复杂，在头痛患者的病史采集中应重点询问头痛的起病方式、发作频率、发作时间、持续时间、头痛的部位、性质、疼痛程度，有无前驱症状，及有无明确的诱发因素、头痛加重和减轻的因素等。同时，为更好鉴别头痛病因及性质，还应全面了解患者年龄与性别、睡眠和职业状况、既往病史和伴随疾病、外伤史、服药史、中毒史和家族史等一般情况对头痛发病的影响。全面详尽的体格检查尤其是神经系统和头颅、五官的检查，有助于发现头痛的病变所在。适时恰当的选用神经影像学或腰穿脑脊液等辅助检查，能为颅内器质性病变提供诊断及鉴别诊断的依据。

24.2 药酒技术在头痛中的应用

24.2.1 技术一

药物组成 当归50g，川芎、白芷各30g，细辛5g，白酒500ml。

制备方法 将前4味切片，置容器中，加入白酒，密封，浸泡5~7日后，过滤去渣，备用。

用法 口服：每次服15~30ml或适量饮用，日服3次。

主治 血虚挟瘀所致的头痛，其痛如细筋牵引或针刺痛，痛连眼角，午后尤甚，或兼双目发涩，心悸怔忡，面色萎黄，眩晕等症。舌质淡可见瘀点。

24.2.2 技术二

药物组成 桂圆肉250g、桂花60g，白酒2500ml，白糖120g。

制备方法 将上药置容器中，加入白酒和白糖，密封，浸泡30日后，过滤去渣，即成。

用法 日服：每次服20ml，日服2次。

主治 心悸头痛，神经衰弱等症。

24.2.3 技术三

药物组成 蔓荆子120g，川芎40g，菊花、防风、薄荷各60g，黄酒1000ml。

制备方法 将前5味捣碎，置容器中，加入黄酒，密封，浸泡7日后，过滤去渣，即成。

用法 口服：每次服15~30ml，日服3次。

主治 风热性头痛，头昏及偏头痛。

注意事项 凡血虚有火之头痛目眩及胃虚者忌服。

24.2.4 技术四

药物组成 大豆250g，云茯苓、蚕沙各126g，黄酒1500ml。

制备方法 先将后2味捣碎，置容器中，加入黄酒；另炒大豆，令声断，急投入酒中，密封，浸泡7日后过滤去渣，即成。

用法 口服：每次温服1～2小杯（约10～20ml），微出汗则佳。日服5～7次。

主治 头痛烦热，肌酸体重，身痒，背强口噤及妇女产后中风湿。

24.2.5 技术五

药物组成 生甘草30g，生姜4片，瓜蒌（去子、置碗内）5g，白酒100ml。

制备方法 先将甘草、生姜用白酒煎至减半，去渣，趁热倒入盛瓜蒌碗内，绞取汁，候温，待用。

用法 口服：不拘时，分2次温服。

主治 发热，头痛，心烦。

24.2.6 技术六

药物组成 苍耳子（炒香）50g，细辛10g，白酒500ml。

制备方法 将前2味捣碎，置容器中，加入白酒，密封，浸泡5～7日后，过滤去渣，即成。

用法 口服：每次服50ml，日服2次。

主治 风寒头痛，急、慢性鼻炎、鼻窦炎所致的头痛、鼻塞、流清涕等症。

24.2.7 技术七

药物组成 川芎30g，白酒1000ml，白糖适量。

制备方法 将川芎切碎，置容器中，加入白酒和白糖，轻轻摇动，密封、浸泡5～7日后，过滤去渣，即成。

用法 口服。每次早、晚各适量饮服。

主治 神经性头痛，慢性鼻炎，鼻窦炎，外感头痛。

24.2.8 技术八

药物组成 白芷、薄荷各50g，白酒500ml。

制备方法 切碎，置容器中，加入白酒，密封，浸泡5～7日后，过滤去渣，即成。

用法 口服：每次服15～30ml，日服2次。

主治 外感头痛。

25 痹病

25.1 概述

25.1.1 概念

痹病指正气不足，风、寒、湿、热等外邪侵袭人体，痹阻经络，气血运行不畅所导致的，以肌肉、筋骨、关节发生疼痛、麻木、重着、屈伸不利，甚至关节肿大灼热为主要临床表现的病证。

痹病的含义有广义、狭义之分。痹者闭也，广义的痹病，泛指机体正气不足，卫外不固，邪气乘虚而入，脏腑经络气血为之痹阻而引起的疾病统称为痹病，包括《内经》所含肺痹、心痹等脏腑痹及肉痹、筋痹等肢体经络痹。狭义的痹病，即指其中的肢体经络痹，本节主要讨论肢体经络痹病。

肢体经络痹病，为常见病，发病率甚高，有些甚为难治，求治于中医者多，疗效亦佳。

西医学的风湿性关节炎、类风湿性关节炎、强直性脊柱炎、骨性关节炎、坐骨神经痛等疾病均可有此表现。

25.1.2 病因病机

（1）中医病因病机

1）正气不足：正气不足是痹病的内在因素和病变的基础。体虚腠理空疏，营卫不固，为感邪创造了条件，故《诸病源候论·风病·风湿痹候》说：“由血气虚，则受风湿”。《济生方·痹》也说：“皆因体虚，腠理空疏，受风寒湿气而成痹也。”正气不足，无力驱邪外出，病邪稽留而病势缠绵。

2）外邪入侵：外邪有风寒湿邪和风湿热邪两大类。外感风寒湿邪，多因居处潮湿，涉水冒雨，或睡卧当风，或冒雾露，气候变化，冷热交错等原因，以致风寒湿邪乘虚侵袭人体所致。正如《素问·痹论》说：“风寒湿三气杂至，合而为痹也。”感受风湿热邪，可因工作于湿热环境所致，如农田作业、野外施工，处于天暑地蒸之中，或处于较高湿度、温度的作坊、车间、实验室里，风湿热之邪乘虚而入。亦可因阳热之体、阴虚之躯，素有内热，复感风寒湿邪，邪从热化，或因风寒湿郁久化热，而为风湿热之邪。

风、寒、湿、热之邪往往相互为虐，方能成病。风为阳邪开发腠理，又具穿透之力，寒借此力内犯，风又借寒凝之积，使邪附病位，而成伤人致病之基。湿邪借风邪的疏泄之力，寒邪的收引之能，而入侵筋骨肌肉，风寒又借湿邪之性，粘着、胶固于肢体而不去。风、热均为阳邪，风胜则化热，热胜则生风，狼狈相因，开泄腠理而让湿入，又因湿而胶固不解。

风、寒、湿、热病邪留注肌肉、筋骨、关节，造成经络壅塞，气血运行不畅，肢体筋脉拘急、失养为本病的基本病机。但风寒湿热病邪为患，各有侧重，风邪甚者，病邪流窜，病变游走不定；寒邪甚者，肃杀阳气，疼痛剧烈；湿邪甚者，粘着凝固，病变沉着不移；热邪甚者，煎灼阴液，热痛而红肿。

痹病日久不愈，气血津液运行不畅之病变日甚，血脉瘀阻，津液凝聚，痰瘀互结，闭阻经络，深入骨骱，出现皮肤瘀斑、关节肿胀畸形等症，甚至深入脏腑，出现脏腑痹的证候。

初病属实，久病必耗伤正气而虚实夹杂，伴见气血亏虚，肝肾不足的证候。

(2) 西医病因病机

类风湿关节炎的病因研究迄今尚无定论，MHC-Ⅱ抗原以及各种炎症介质、细胞因子、趋化因子在其发病过程中的作用都被深入研究过，但其发病机制仍不清楚。一般认为是遗传易感因素、环境因素及免疫系统失调等各种因素综合作用的结果。

25.1.3　临床表现

肌肉、筋骨、关节疼痛为本病的主要证候特征。但疼痛的性质有酸痛、胀痛、隐痛、刺痛、冷痛、热痛或重着疼痛等各异。疼痛的部位，或以上肢为主或以下肢为甚，可对称发作亦可非对称发生，或累及单个关节或多关节同病，可为游走不定或为固定不移。或局部红肿灼热，或单纯肿胀疼痛，皮色不变。或喜热熨，或冷敷。多为慢性久病，病势缠绵，亦可急性起病，病程较短。病重者，关节屈伸不利，甚者关节僵硬、变形，生活困难。

25.1.4　临床诊断

(1) 中医诊断

1）发病特点本病不分年龄、性别，但青壮年和体力劳动者、运动员以及体育爱好者易于罹患。同时，发病的轻重与寒冷、潮湿、劳累以及天气变化、节气等有关。

2）临床表现突然或缓慢地自觉肢体关节肌肉疼痛、屈伸不利为本病的症状学特征。其症状或游走不定，恶风寒；或痛剧，遇寒则甚，得热则缓；或重着而痛，手足笨重，活动不灵，肌肉麻木不仁；或肢体关节疼痛，痛处焮红灼热，筋脉拘急；或关节剧痛，肿大变形，也有绵绵而痛，麻木尤甚，伴心悸、乏力者。

3）舌苔脉象舌质红，苔多白滑，脉象多见沉紧、沉弦、沉缓、涩。

（2）西医诊断

1）血象：有轻至中度贫血。活动期患者血小板可增高。白细胞及分类多正常。

2）炎性标志物：血沉和C反应蛋白(CRP)常升高，并且和疾病的活动度相关。

3）自身抗体：检测自身抗体有利于RA与其他炎性关节炎如银屑病关节炎、反应性关节炎和退行性关节炎的鉴别。RA新的抗体不断被发现，其中有些抗体诊断的特异性较RF明显提高，且可在疾病早期出现，如抗环瓜氨酸肽（CCP）抗体，抗核周因子（APF）抗体、抗角蛋白抗体（AKA）以及抗Sa抗体等。类风湿因子可分为IgM、IgG和IgA型RF。在常规临床工作中主要检测IgM型RF，它见于约70%的患者血清，其滴度一般与本病的活动性和严重性呈比例。但RF并非RA的特异性抗体，甚至在5%的正常人也可以出现低滴度的RF，因此RF阳性者必须结合临床表现，方能诊断本病。

4）免疫复合物和补体：70%患者血清中出现各种类型的免疫复合物，尤其是活动期和RF阳性患者。在急性期和活动期，患者血清补体均有升高，只有在少数有血管炎者出现低补体血症。

5）关节滑液：正常人关节腔内的滑液不超过3.5ml。在关节有炎症时滑液增多，滑液中的白细胞明显增多，达2000×10^6～75000×10^6/L，且中性粒细胞占优势，其黏度差，含葡萄糖量低（低于血糖）。

6）关节影像学检查：X线平片对RA诊断、关节病变分期、病变演变的监测均很重要。初诊至少应摄手指及腕关节的X线片，早期可见关节周围软组织肿胀影、关节端骨质疏松（Ⅰ期）；进而关节间隙变窄（Ⅱ期）；关节面出现虫蚀样改变（Ⅲ期）；晚期可见关节半脱位和关节破坏后的纤维性和骨性强直（Ⅳ期）。诊断应有骨侵蚀或肯定的局限性或受累关节近旁明显脱钙。

其他包括关节X线数码成像、CT及MRI，它们对诊断早期RA有帮助。MRI可显示关节软组织早期病变，如滑膜水肿、骨破坏病变的前期表现骨髓水肿等。CT可以显示在X线片上尚看不出的骨破坏，但由于需要一定条件，目前不能普遍用于日常临床工作。

7）类风湿结节的活检其典型的病理改变有助于本病的诊断。

25.2 药酒技术在痹病中的应用

25.2.1 技术一

药物组成 苍术、乌药、杜仲、牛膝各60g，陈皮、厚朴、当归、枳壳、独活、槟榔、木瓜、川芎、桔梗、白芷、茯苓、半夏、麻黄、肉桂、防己、甘草、白芍各30g，白酒5000ml。

制备方法 将前21味共研为粗末，入布袋，置容器中，加入白酒，密封，隔水加热约2小时，取出待冷，埋地下3日后，过滤去渣，即成。

用法 口服：每次服20~30ml，日服2次，或不拘时，酌情随量饮之。

主治 风湿性关节炎，关节疼痛。

25.2.2 技术二

药物组成 儿茶、乳香、没药、海龙、白花蛇各7.5g，石燕半个，血竭4.5g，自然铜（醋焠）15g，杜仲9g，制草乌、制川乌各3g，炒北五味30g，何首乌24g，蜈蚣（焙研细末）5条，大曲酒1000ml，白酒1500ml。

制备方法 将前14味切碎，置容器中，加入大曲酒，密封，浸泡2周后，再加白酒，静置一宿后，过滤去渣，即成。

用法 口服：每次服15~30ml，或随量饮，日服3次。

主治 风湿性关节炎，风湿痛。

25.2.3 技术三

药物组成 独活、桂枝、白马骨、绣花针、大活血、钻地风、五加皮各15g，枫荷梨30g，牛膝、淫羊藿、石菖蒲、千年健、甘松、元胡各9g，全蝎、蜈蚣各3g，50度白酒1600ml。

制备方法 将前16味切碎，置容器中，加入白酒，密封，浸泡7~10日后，过滤去渣，即成。

用法 口服：每次服10~15ml或用温开水兑服，每日早、晚各服1次。

主治 痹证（关节炎、坐骨神经痛）。

25.2.4 技术四

药物组成 四块瓦、大血藤、见血飞、岩石桑根、威灵仙各30g，八爪金龙、水冬瓜根、五香血藤各40g，白筋条、牛膝、杜仲各20g，蜈蚣10条，三七28g，红花10g，55度白酒2500ml。

制备方法 前14味捣碎或切片，置容器中，加入白酒，密封，浸泡7日后过滤去渣，即成。

用法 口服：每次服15~20ml，日服3次。

主治 风湿性关节炎，手足麻木，风湿骨痛。

25.2.5 技术五

药物组成 独活、羌活、白芍、秦艽、桑寄生各60g，木瓜、牛膝、川续断、五加皮、破故纸各90g，党参150g，高粱酒5000ml，冰糖500g。

制备方法 将前11味切碎，置容器中，加入白酒，密封，浸泡2周后，过滤去渣，加入冰糖，待溶解后，滤过即成。

用法 口服：每次服30ml，每日中、晚各服1次。

主治 风湿性关节炎（骨节酸痛，痛无定处，四肢酸沉，筋络拘挛，屈伸不利，遇寒冷则痛剧）。

25.2.6 技术六

药物组成 檀香、当归、青风藤、海风藤、川芎、威灵仙、木瓜各120g，白术（麸炒）、白芷各180g，怀牛膝、菊花、红花各240g，五加皮、橘皮各500g，党参、姜黄各720g，独活、川芎（炙）、草乌（炙）、公丁香、砂仁、木香、肉桂各60g，玉竹1920g，肉豆蔻（滑石煨）、豆蔻仁各90g，栀子1440g，白酒192kg，冰糖19.2kg。

制备方法 先将当归至玉竹等17味药（除橘皮、公丁香、砂仁、肉桂、木香外），酌予碎断，放入铜锅内，加入高出药物表面的清水，加热煎煮。当水量减少时可适量添水。每隔2~4小时取药汁1次。药料再加清水煎煮，如此反复3~4次，然后压榨去渣取汁，合并煎汁过滤静置。再置锅内加热浓缩。当锅面起有泡沫时，随时捞除。随着药汁的增浓，适当降低火力，并用铜勺或木棒入锅底轻轻搅动，防止焦化。待成稠膏时，取少许滴于能吸潮的纸上检视，以不渗纸为度，即成清膏。将白酒置铜罐（或瓷坛内），同时将清膏，冰糖和檀香等11味（先研成粗末）共入罐内，移至开水锅中加热至罐内酒沸。沸后6~8分钟，立即将罐取出倒入缸中密封浸泡。浸泡3~5个月即得。至时开封，取出清液，将残渣压榨过滤，合并静置后，装瓶备用。

用法 口服：每次服15~30ml，日服3次。

主治 风湿性关节炎（风湿引起的关节疼痛，手足拘挛、四肢麻木、腰膝酸重）及肾囊潮湿，妇人阴冷等症。

注意事项 孕妇忌服。

25.2.7 技术七

药物组成 川乌5g，乌梅15g，草乌、甘草、金银花、木瓜、威灵仙各10g，白酒500ml，白糖60g。

制备方法　将前7味切碎，置广口瓶中，加入白酒和白糖，密封，浸泡7日后，过滤去渣，即得。

用法　口服：每次服20ml，每日早、晚各服1次。

主治　风寒痹证（风湿性关节炎）。

25.2.8　技术八

药物组成　桃仁、苍术、大秦艽、桑寄生、桂枝、当归、山楂、大活血各8g，威灵仙18g，红花、白术各10g，炙马钱子3g，生地16g，穿山龙、党参、老鹤草各13g，白酒500ml，白糖100g。

制备方法　将前16味切碎，置容器中，加入白酒和白糖，密封，浸泡7日后，过滤去渣，即成。

用法　口服：成人每次服2~3次。连服7日，停药3日再服。

主治　顽痹（类风湿、关节痛、神经痛）。

25.2.9　技术九

药物组成　当归、川芎、白芍、熟地、杜仲、川牛膝、香附、羌活、独活、寻骨风、木瓜、桂枝、萆薢、干地龙、云茯苓、红枣各15g，水蛭、土鳖虫、三七参、红花、生川乌、生草乌、全蝎、蝉蜕各9g，枸杞子5g，马钱子（制）4.5g，乌梢蛇30g，蜈蚣16g，白酒1000ml。

制备方法　将前28味共为粗末，入布袋，置容器中，加入白酒，密封，浸泡20日后，过滤去渣，即成。

用法　口服：每次服15~30ml，日服3次。

主治　类风湿性关节炎（顽痹日久，关节变形，肿大，屈伸不利，疼痛不止等症）。

注意事项　痹证初起或热痹忌服。

25.2.10　技术十

药物组成　川乌、草乌、党参、红花、当归各6g，枸杞子、杜仲、木瓜、乌梢蛇、牛膝各9g，60度白酒500ml。

制备方法　将前10味切碎，置容器中，加入白酒，密封，浸泡1周后，过滤去渣，即成。

用法　口服：每次服10ml，日服2~3次。

主治　风湿性关节炎。

26 脱疽

26.1 脱疽概述

26.1.1 概念

脱疽是指四肢末端坏死，严重时趾（指）节坏疽脱落的一种慢性周围血管疾病，又称脱骨疽。其临床特点是好发于四肢末端，以下肢多见，初起趾（指）间怕冷，苍白，麻木，间歇性跛行，继则疼痛剧烈，日久患趾（指）坏死变黑，甚至趾（指）节脱落。在《灵枢·痈疽》中即有关于本病的记载，云："发于足趾，名脱痈，其状赤黑，死之治；不赤黑，不死。治之不衰，急斩之，不则死矣。"本病相当于西医学的血栓闭塞性脉管炎和动脉粥样硬化闭塞症。好发于青壮年男子，或老年人。我国北方较南方多见。

26.1.2 病因病机

（1）中医病因病机

主要由于脾气不健，肾阳不足，又加外受寒冻，寒湿之邪入侵而发病。脾气不健，化生不足，气血亏虚，内不能壮养脏腑，外不能充养四肢。脾肾阳气不足，不能温养四肢，复受寒湿之邪，则气血凝滞，经络阻塞，不通则痛，四肢气血不充，失于濡养则皮肉枯槁，坏死脱落。若寒邪久蕴，则郁而化热，湿热浸淫，则患趾（指）红肿溃脓。热邪伤阴，病久可致阴血亏虚，肢节失养，干枯萎缩。本病的发生与长期吸烟、外伤等因素有关。

总之，本病的发生以脾肾亏虚为本，寒湿外伤为标，而气血凝滞、经脉阻塞为其主要病机。

（2）西医病因病机

目前认为本病是由于小动脉痉挛和血栓形成造成闭塞，致使局部缺血。半数伴有雷诺现象，男性多见，以吸烟者为多。吸烟与本病的经过和预后关系密切。

26.1.3 临床表现

本病多见于青壮年，好发于下肢。患肢呈现一时性或持续性苍白、发绀、有灼热及刺痛，病肢下垂时皮色变红，上举时变白，继之足趾麻木，小腿肌肉疼痛，行走时激发，休息时消失；小腿部常发生浅表性静脉炎和水肿。检查时发现足背动脉搏动减弱或消失。随着病情发展可出现间歇性跛行及雷诺现象、夜间疼痛加剧，足趾疼痛剧烈，皮肤发绀，进而趾端溃疡或坏疽而发黑，逐渐向近心端蔓延。

26.1.4　临床诊断

(1) 中医诊断

本病发病经过缓慢，症见初起患趾色白发凉，麻疼，日久患趾如煮熟红枣，痛如火烧，逐渐由红转暗变黑，足趾常自行脱落并可染及五趾，创面极难收口。如肢节脱落后渐见新肉护骨者为向愈现象。

(2) 西医诊断

根据患者肢体有发作性疼痛、间歇性跛行、足背动脉搏动减弱或消失，伴游走性表浅静脉炎者即可诊断。应与闭塞性动脉硬化症相区别。后者年龄在40岁以上，常伴高血压、糖尿病、高脂血症及冠状动脉粥样硬化性心脏病。常为大、中动脉受累，病程发展快。X线片或血管彩色多普勒超声检查可提示患肢动脉壁内有钙化。

26.2　药酒技术在脱疽中的应用

26.2.1　技术一

药物组成　红花、桃仁、皂角刺、吴茱萸各15g，当归尾30g，炮姜10g，白酒1500ml。

制备方法　将前6味捣碎，置容器中，加入白酒，密封，浸泡7日后，过滤去渣，即成。

用法　口服：每次服10～20ml，日服2～3次。

主治　血栓闭塞性脉管炎（证属阴寒型或气滞血瘀型）。

26.2.2　技术二

药物组成　制附子45g，细辛15g，红花、丹参各60g，土元、苍术、川芎各30g，大枣20枚，白酒1500ml。

制备方法　将前8味捣碎，置容器中，加入白酒，密封，浸泡1周后，过滤去渣，即成。

用法　口服：每次服30ml，日服2次。

主治　寒湿，血瘀所致的脉管炎，表现为患肢肢端疼痛，苍白或紫暗，触之发凉，受寒加剧，未发生溃疡者。

26.2.3 技术三

药物组成 马钱子、木鳖子、白芥子、五灵脂、穿山甲、川乌、草乌、南星、牙皂各30g，生狼毒120g，大戟、甘遂、肉桂、干姜、麻黄各15g，白酒1000ml。

制备方法 将前15味捣碎，置容器中，加入白酒，密封，浸泡1周后即可取用。

用法 外用：未溃阴疽，将此药酒调其药敷患处；已溃阴疽，将此药酒浸纱布条入疮口内。每日换药1次。

主治 因寒湿，痰凝，阴毒所致的阴疽证，如脉管炎等。

26.2.4 技术四

药物组成 白花丹参、55度白酒各适量。

制备方法 将上药研成粗末，置容器中，加入白酒，密封，浸泡15日后，制成5%～10%的药酒。

用法 口服：每次服20～30ml，日服3次。

主治 血栓闭塞性脉管炎（气滞血瘀型）。

26.2.5 技术五

药物组成 生当归、肉桂各60g，杜红花、干姜、花椒各30g，樟脑、细辛各15g，95%乙醇1000ml。

制备方法 将前7味切薄片或捣碎，置容器中，加入乙醇，密封，浸泡7日后，即可取用。

用法 外用：每日用药棉蘸药酒在患处（溃后在患处上部），揉擦2次，每次揉擦10分钟。

主治 脱疽，冻疮、褥疮、跌打肿痛等症。

26.2.6 技术六

药物组成 乌梢蛇、附子各40g，赤芍30g，白酒1000ml。

制备方法 将土药与白酒一起置入容器中，密封浸泡7日后即可服用。

用法 口服：每次服10ml，每日早、晚各服1次。

主治 脉管炎，表现为发病肢端疼痛、苍白或紫暗，触之发凉，遇寒时症状加剧。

27 痛经

27.1 痛经概述

27.1.1 概念

凡在行经前后或月经期出现下腹疼痛、坠胀，伴腰酸或其他不适，程度较重以致影响生活和工作质量称为痛经。痛经为妇科常见症状之一，约50%妇女均有痛经，其中10%痛经严重。痛经分为原发性和继发性两类。原发性痛经是周期性月经期痛但没有器质性疾病，而继发性痛经常见于内异症、肌瘤、盆腔炎症性疾病、子宫腺肌病、子宫内膜息肉和月经流出道梗阻。因此，继发性痛经常伴有其他妇科症状，如性交困难、排尿困难、异常出血、子宫肌瘤或不孕。

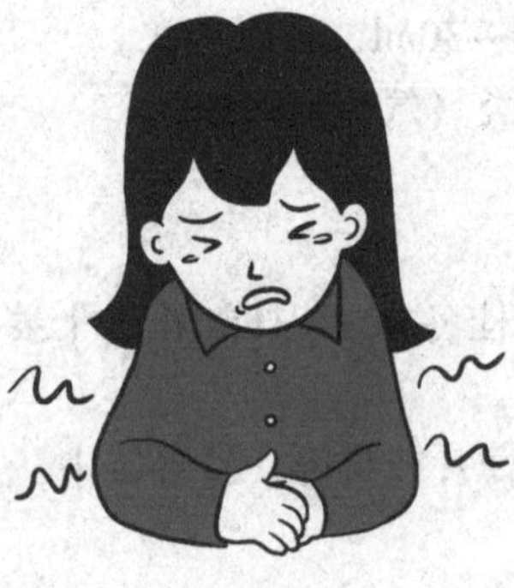

原发性痛经与继发性痛经相比，更常在月经来潮后即开始。而疼痛的特点没有什么不同，原发性痛经的诊断只有在排除了器质性病变后才可做出诊断。

27.1.2 病因病机

(1) 中医病因病机

本病的发生与冲任、胞宫的周期性生理变化密切相关。主要病机在于邪气内伏或精血素亏，更值经期前后冲任二脉气血的生理变化急骤，导致胞宫的气血运行不畅，“不通则痛”，或胞宫失于濡养，“不荣则痛”，故使痛经发作。常见的类型有肾气亏损、气血虚弱、气滞血瘀、寒凝血瘀和湿热蕴结。

1）肾气亏损：先天肾气不足，或房劳多产，或久病虚损，伤及肾气，肾虚则精亏血少，冲任不足，经行血泄，胞脉愈虚，失于濡养，“不荣则痛”，故使痛经。

2）气血虚弱：素体虚弱，气血不足，或大病久病，耗伤气血，或脾胃虚弱，化源不足，气虚血少，经行血泄，冲任气血更虚，胞脉失于濡养，“不荣则痛”，故使痛经。

3）气滞血瘀：素性抑郁，或忿怒伤肝，肝郁气滞，气滞血瘀，或经期产后，余血内留，蓄而成瘀，瘀滞冲任，血行不畅，经前经时气血下注冲任，胞脉气血更加壅滞，“不通则痛”，故使痛经。

4）寒凝血瘀：经期产后，感受寒邪，或过食寒凉生冷，寒客冲任，与血搏结，以致气血凝滞不畅，经前经时气血下注冲任，胞脉气血更加壅滞，“不通则痛”，故使痛经。

5）湿热蕴结：素有湿热内蕴，或经期产后，感受湿热之邪，与血搏结，稽留于冲任、胞宫，以致气血凝滞不畅，经行之际，气血下注冲任，胞脉气血更加壅滞，“不通则痛”，故使痛经。

（2）西医病因病机

原发性痛经的发生与年龄、种族和社会经济地位无关。但是月经初潮时间早、月经周期长、吸烟和体重指数大（BMI）则疼痛越重且持续时间更长，而多产者症状减轻。

痛经的确切病因至今尚不明确，没有一个理论能全面解释此症候群。不同的患者对治疗有不同的反应，因此常考虑病因可能是多方面的。

精神因素可能也是痛经的原因之一，包括母亲对女儿的影响。女孩最好在月经初潮前能够了解月经的相关信息，这些信息可以由父母、老师或医生来传达。来自于学习或社会方面的焦虑情绪可能也是原因之一。同时，有报道约50%患者仅用安慰剂可缓解症状。

原发性痛经的高危因素常见的有：①青春期；②压力性焦虑；③体重指数30kg/m^2；④与饮食紊乱相关的抑郁；⑤家族史；⑥初潮早；⑦月经量过多；⑧不规则子宫出血；⑨未产妇；⑩吸烟。

27.1.3 临床表现

症状：对疼痛的反应是主观性的，由医生对患者的询问不应夸大或忽略患者的不适。询问病史非常重要，并且应该包括以下几个问题：疼痛何时发生？疼痛发生时患者采取哪些措施？有其他症状吗？口服避孕药可以减轻疼痛吗？疼痛会越来越重码？

由于痛经与排卵周期相关，一般不会发生在月经初潮时，而是发生在青春晚期。14%～26%青春期女性由于痛经不能上学或上班。典型的是，疼痛发生在月经的第一天，通常在月经开始的时间，但也有人直到月经第二天才开始疼痛。疼痛呈痉挛性、阵发性。严重时面色发白、出冷汗、全身无力、四肢厥冷。恶心、呕吐、腹泻和头痛也较常见。

体征：盆腔检查无阳性体征。当患者有症状是，可能会有盆腔压痛，更常见于子宫的区域，而不是附件部位。

27.1.4 临床诊断

(1) 中医诊断

痛经的主证是伴随月经周期出现小腹疼痛，所以，辨证时首先应识别疼痛的属性，并根据疼痛发生的时间、性质、部位、程度，结合月经的期、色、量、质、兼证、舌、脉，以及患者的素体情况等辨其寒热虚实。如经血量少、质稠、挟块而痛发于经前者，多属实；经血量少、色暗红、质薄而痛发于经后者，多属虚；痛为掣痛、绞痛、灼痛、刺痛、拒按者属实；痛为隐痛、休痛、坠痛、喜揉按者属虚。另外肠痈、癥瘕、胃脘痛等疾病出现的腹痛证，亦可发生在经期或于经期加重。故临症时，需详细门诊并依据辅助手段加以鉴别。

1）气滞血瘀

主证：每于经前一二日或经期小腹胀痛、拒按，经血量少，或排出不畅，经色紫暗有块，血块排出则疼痛减轻，胸胁乳房作胀，舌质紫暗，舌边或有瘀点，脉沉弦。

2）寒凝胞中

阳虚内寒

主证：经期或经后小腹冷痛、喜按，得热痛减，经量少，色暗淡，腰腿酸软，小便清长，苔白润，脉沉。

寒湿凝滞

主证：经前或经期小腹冷痛，得热痛减，按之痛甚，经量少，色暗黑有块，恶心呕吐，畏寒，便溏，苔白腻，脉沉紧。

3）湿热下注

主证：经前、经期少腹胀痛，经量多，色红，质稠或有块，平日带下色黄或有秽臭，舌红苔黄腻，脉弦数。

4）气血虚弱

主证：经期或经净后，小腹隐痛、喜揉按，月经色淡量少，质稀，伴神疲乏力，面色苍白，舌淡苔薄，脉虚细。

5）肝肾亏虚

主证：经净后小腹隐痛、腰酸，经血量少而质薄，经色暗淡，或有头晕耳鸣，小腹空坠不温，舌质淡，苔薄白，脉沉细。

(2) 西医诊断

如果仅有月经期腹部绞痛而没有其他症状，则不需要其他检查，根据经验可以治疗。盆腔炎症性疾病高危妇女，需要做沙眼衣原体和淋病奈瑟菌的培养。如果盆腔检查不满意，则需要进行经阴道超声检查来除外盆腔器质性病变。

诊断依据：常发生于年轻妇女。根据病史提示痛经的出现与月经来潮时间相符。出现阵发性痉挛性下腹痛及相关的伴随症状。妇科检查除外盆腔器质性病变。

27.2 药酒技术在痛经中的应用

27.2.1 技术一

药物组成 当归、元胡、制没药、红花各15g，白酒1000ml。

制备方法 将前4味捣碎，入布袋，置容器中，加入白酒，密封，浸泡7日后，过滤去渣，即成。

用法 日服：每次空腹服10～15ml，日服2次。

主治 痛经（经前型）。

注意事项 用治月经不调，痛经（瘀阻）以及跌打损伤，肢体疼痛，效佳。痛症可加外用（擦患处），但皮破者不宜外用。痛经应从经前1周开始服用。

27.2.2 技术二

药物组成 山楂（切片晒干去核）100g，60度白酒300ml。

制备方法 将上药置容器中，加入白酒，密封，浸泡7日后，备用。取用前再加白酒200ml。

用法 口服：每次服10～20ml，日服2次。

主治 妇人痛经，身体疼痛。

27.2.3 技术三

药物组成 当归、黄芪各150g，白酒500ml。

制备方法 将前2味切碎，置容器中，加入白酒，密封，浸泡7日后即可取用。

用法 口服。于行经前5日开始服用，每次服10ml，日服2次，7日为1个疗程。

主治　痛经，月经不调，崩漏。

注意事项　阴虚阳盛者忌服。

27.2.4　技术四

药物组成　川红花120g，60度白酒400ml。

制备方法　将上药洗净，置容器中，加入白酒，密封，每日振摇1次，浸泡7日后，过滤去渣，即成。

用法　口服：每次服10ml，亦可兑凉开水等量对服或加红糖适量服之，日服2次。

主治　妇女冲任经虚寒，血瘀性痛经，兼治跌打损伤，风湿性关节炎。

注意事项　服药酒期间，婴儿应暂停哺乳。

27.2.5　技术五

药物组成　白凤仙花120g，黑豆60g，白酒500ml。

制备方法　将黑豆炒香，与凤仙花一同置容器中，加入白酒，密封，浸泡7日后，过滤去渣，即成。

用法　口服：于月经来潮前7日开始服。每次服20ml，每日早、晚各服1次。

主治　痛经，月经不调。

27.2.6　技术六

药物组成　丹参、红花各50g，白酒500ml。

制备方法　将丹参切片，与红花一同置容器中，加入白酒，密封，浸泡7日后，过滤去渣，即成。

用法　口服：于月经来潮前2日开始服。每次服15ml，日服2次。

主治　痛经（经前或经期型）。

27.2.7　技术七

药物组成　益母草100g，丹参30g，元胡、小茴香各50g，白酒700ml。寒凝痛经倍小茴香、气血虚损倍丹参，加黄芪30～50g。

制备方法　将前4味研为粗末，置容器中，加入白酒，密封，浸泡7～14日后，过滤去渣，即成。

用法　口服：于月经来潮前5日开始服。每次服15～30ml，或兑白开水等量服，或加红糖适量娇味服之，日服2次。

主治 各型痛经。

27.2.8 技术八

药物组成 石菖蒲根30g，活麻根、金鸡尾（凤尾草）各60g，八爪龙30g，黄酒适量。

制备方法 将上药共研细末，备用。

用法 口服。每次兑黄酒吞服3g，或用6g用黄酒煎服。日服3次。

主治 痛经。

28 水肿

28.1 水肿概述

28.1.1 概念

水肿是指因感受外邪，饮食失调，或劳倦过度等，使肺失宣降通调，脾失健运，肾失开合，膀胱气化失常，导致体内水液潴留，泛滥肌肤，以头面、眼睑、四肢、腹背，甚至全身浮肿为临床特征的一类病证。

本病在《内经》中称为“水”，并根据不同症状分为风水、石水、涌水。《灵枢·水胀》篇对其症状作了详细的描述，如“水始起也，目窠上微肿，如新卧起之状，其颈脉动，时咳，阴股间寒，足胫肿，腹乃大，其水已成矣。以手按其腹，随手而起，如裹水之状，此其候也。”至其发病原因，《素问·水热穴论篇》指出：“故其本在肾，其末在肺。”《素问·至真要大论篇》又指出：“诸湿肿满，皆属于脾。”可见在《内经》时代，对水肿病已有了较明确的认识。《金匮要略》称本病为“水气”，按病因、病证分为风水、皮水、正水、石水、黄汗五类。又根据五脏证候分为心水、肺水、肝水、脾水、肾水。至元代《丹溪心法·水肿》才将水肿分为阴水和阳水两大类，指出：“若遍身肿，烦渴，小便赤涩，大便闭，此属阳水；若遍身肿，不烦渴，大便溏，小便少，不涩赤，此属阴水”。这一分类方法至今对指导临床辨证仍有重要意义。明代《医学入门·杂病分类·水肿》提出疮痍可以引起水肿，并记载了“脓疮搽药，愈后发肿”的现象，清代《证治汇补·水肿》归纳总结了前贤关于水肿的治法，认为治水肿之大法，“宜调中健脾，脾气实，自能升降运行，则水湿自除，此治其本也。”同时又列举了水肿的分治六法：治分阴阳、治分汗渗、湿热宜清、寒湿宜温、阴虚宜补、邪实当攻。分别为完善水肿的病因学说和辨证论治作出了各自的贡献。

28.1.2 病因病机

(1) 中医病因病机

人体水液的运行，有赖于气的推动，即有赖于脾气的升化转输，肺气的宣降通调，心气的推动，肾气的蒸化开合。这些脏腑功能正常，则三焦发挥决渎作用，膀胱气化畅行，小便通利，可维持正常的水液代谢。反之，若因外感风寒湿热之邪，水湿浸渍，疮毒浸淫，饮食劳倦，久病体虚等导致上述脏腑功能失调，三焦决渎失司，膀胱气化不利，体内水液潴留，泛滥肌肤，即可发为水肿。

以上病因，有单一致病者，亦有兼杂而致病者，从而使病情趋于复杂。本病的病位在肺、脾、肾三脏，与心有密切关系。基本病机是肺失宣降通调，脾失转输，肾失开合，膀胱气化失常，导致体内水液潴留，泛滥肌肤。在发病机理上，肺、脾、肾三脏相互联系，相互影响，如肺脾之病水肿，久必及肾，导致肾虚而使水肿加重；肾阳虚衰，火不暖土，则脾阳也虚，土不制水，则使水肿更甚；肾虚水泛，上逆犯肺，则肺气不降，失其宣降通调之功能，而加重水肿。因外邪、疮毒、湿热所致的水肿，病位多在肺脾；因内伤所致的水肿，病位多在脾肾。因此，肺脾肾三脏与水肿的发病，是以肾为本，以肺为标，而以脾为制水之脏，诚如《景岳全书·肿胀》所云："凡水肿等证，乃肺脾肾三脏相干之病。盖水为至阴，故其本在肾；水化于气，故其标在肺；水唯畏土，故其制在脾。今肺虚则气不化精而化水，脾虚则土不制水而反克，肾虚则水无所主而妄行。"此外，瘀血阻滞，三焦水道不利，往往使水肿顽固难愈。

(2) 西医病因病机

西医学中的急慢性肾小球肾炎、肾病综合征、充血性心力衰竭、内分泌失调，以及营养障碍等疾病出现的水肿，属于中医学"水肿"范畴。在生理情况下，人体的组织间液处于不断的交换与更新之中，组织间液量却相对恒定的。组织间液量恒定的维持，有赖于血管内外液体交换平衡和体内外液体交换平衡。如果这两种平衡被破坏，就有可能导致组织间隙或体腔中过多体液积聚。血管内外的平衡紊乱，包括：毛细血管静水压升高，胶体渗透压降低，通透性升高和淋巴回流受阻；体内外的平衡紊乱，包括：肾小球率过滤下降，近端小管重吸收钠水增多，远端小管和集合管重吸收钠水增加。此时，淋巴回流量可出现代偿性增加，若组织间液的增多超过淋巴回流的代偿能力，即可使组织间隙中出现过多体液积聚，导致水肿。

28.1.3 临床表现

水肿初起多从眼睑开始，继则延及头面、四肢、腹背，甚者肿遍全身，也有的水肿先从下肢足胫开始，然后及于全身。轻者仅眼睑或足胫浮肿，重者全身皆肿，肿处皮肤绷紧光亮，按之凹陷即起，或皮肤松弛，按之凹陷不易恢复，甚则按之如泥。如肿势严重，可伴有胸腹水而见腹部膨胀，胸闷心悸，气喘不能平卧，唇黑，缺盆子，脐突，背平等症。

28.1.4 临床诊断

(1) 中医诊断

1）水肿初起多从眼睑开始，继则延及头面、四肢、腹背，甚者肿遍全身，也有先从下肢足胫开始，然后及于全身者。

2）轻者仅眼睑或足胫浮肿；重者全身皆肿，肿处按之凹陷，其凹陷或快或慢皆可恢复。如肿势严重，可伴有胸腹水而见腹部膨胀，胸闷心悸，气喘不能平卧等症。

3）可有乳蛾、心悸、疮毒、紫癜，感受外邪，以及久病体虚的病史。

(2) 西医诊断

尿常规、24 小时尿蛋白定量、血常规、血沉、血浆白蛋白、血尿素氮、肌酐、体液免疫、心电图、心功能测定、肾脏 B 超等实验室检查，有助于诊断和鉴别诊断；肾穿刺活检有助于明确病理类型，鉴别原发性或继发性肾脏疾病。女性患者尤须注意排除狼疮性肾炎所致水肿，须查抗核抗体，双链 DNA 抗体，必要时进行肾穿刺活检。此外查 T3、T4 及 FT3、FT4 以排除黏液性水肿。

28.2 药酒技术在水肿中的应用

28.2.1 技术一

药物组成 桃皮（取黄皮）1.5kg，麦曲、秫米各 750g。

制备方法 先以水煮桃皮，取汁 4kg，其中 2kg 渍曲，2kg 煮秫米，如平常酿酒法，酒熟滤去滓，备用。

用法 每次取酒 1 碗饮服，酒量大者可适量多服，每日 3 次。

主治 主治水肿。

28.2.2 技术二

药物组成 白术 1kg，茯苓 500g，糯米 5kg 。

制备方法 将上 2 味去皮捣碎，以流水 15kg，渍数日 1 汁，露 1 夜，和糯米同煮饭，加入酒曲同酿酒饮。或取白术和茯苓加黄酒 10kg 同浸泡 10 余日取用。

用法 每日 3 次，每次空腹饮酒 1 杯。

主治 主治食少腹胀、小便不利、水肿等症。

28.2.3 技术三

药物组成 吴茱萸根 50g，桑白皮 100g，黄酒 2kg。

制备方法 将前2味切细，用黄酒煮至约剩1kg，去滓，收贮备用。

用法 分作3服，每日空腹饮1服。

主治 主治肾热肢肿，并主泻肺行水。

28.2.4 技术四

药物组成 皂荚（去皮炙黄，切细）300g，白酒1500ml。

制备方法 将上药捣碎，用白酒浸透煎沸，密封浸泡1～2天后，过滤去渣，即成。

用法 每次服30～50ml，日服3次。

主治 主治身满、卒肿洪满。

28.2.5 技术五

药物组成 芫花、菟丝子各1000g，白酒5000ml。

制备方法 将前2味捣碎，置容器中，加入白酒，密封，浸泡3～5天后，过滤去渣，即成。

用法 每次服30～50ml，日服2次。

主治 主治卒肿，头面遍身皆肿。

28.2.6 技术六

药物组成 桑白皮100g，桑椹250g，糯米饭5000g，酒曲适量。

制备方法 将桑皮切碎，加水10kg煎至一半，再入桑椹同煮至3500ml，糯米蒸饭，与药汁、酒曲（研末）拌匀，置容器中，如常法酿酒。酒熟后取可服用。

用法 每次服30～50ml，日服2～3次。或适量饮服。

主治 主治肝肾不足、水热交阻的水肿。这种浮肿病兼有头眩、耳鸣、小便不利等症。

29 淋证

29.1 淋证概述

29.1.1 概念

淋证是指因饮食劳倦、湿热侵袭而致的以肾虚，膀胱湿热，气化失司为主要病机，以小便频急，滴沥不尽，尿道涩痛，小腹拘急，痛引腰腹为主要临床表现的一类病证。

淋之名称，始见于《内经》，《素问·六元正纪大论》称为“淋闷”，并有“甚则淋”，“其病淋”等的记载。《金匮要略·五脏风寒积聚病脉证并治》称“淋秘”，该篇并指出淋秘为“热在下焦”。《金匮要略·消渴小便不利淋病脉证并治》描述了淋证的症状：“淋之为病，小便如粟状，小腹弦急，痛引脐中。”隋代《诸病源候论·淋病诸候》对本病的病机作了详细的论述，并将本病的病位及发病机理作了高度明确的概括：“诸淋者，由肾虚而膀胱热故也。”

巢氏这种以肾虚为本，以膀胱热为标的病机理论，已为后世所宗。金元时期《丹溪心法·淋》强调淋证主要由热邪所致：“淋有五，皆属乎热”。明代《景岳全书·淋浊》在认同“淋之初病，则无不由乎热剧”的同时，提出“久服寒凉”，“淋久不止”有“中气下陷和命门不固之证”，并提出治疗时“凡热者宜清，涩者宜利，下陷者宜升提，虚者宜补，阳气不固者温补命门”，对淋证病因病机的认识更为全面，治疗方法也较为完善。历代医家对淋证的分类进行了探索，《中藏经》首先将淋证分为冷、热、气、劳、膏、砂、虚、实八种，为淋证临床分类的雏形。《诸病源候论·淋病诸候》把淋证分为石、劳、气、血、膏、寒、热七种，而以“诸淋”统之。《备急千金要方·淋闭》提出“五淋”之名，《外台秘要·淋并大小便难病》具体指出五淋的内容：“《集验》论五淋者，石淋、气淋、膏淋、劳淋、热淋也。”现代临床仍沿用五淋之名，但有以气淋、血淋、膏淋、石淋、劳淋为五淋者，亦有以热淋、石淋、血淋、膏淋、劳淋为五淋者。按临床实际，热淋、气淋均属常见，故本节拟分为热淋、气淋、血淋、膏淋、石淋、劳淋六淋进行论治。

29.1.2 病因病机

(1) 中医病因病机

淋证的病因可归结为外感湿热、饮食不节、情志失调、禀赋不足或劳伤久病四个方面。多食辛热肥甘之品，或嗜酒过度，酿成湿热，下注膀胱，或下阴不洁，湿热秽浊毒邪侵入膀胱，酿成湿热，或肝胆湿热下注皆可使湿热蕴结下焦，膀胱气化不利，发为热淋；若灼伤脉络，迫血妄行，血随尿出，则发为血淋；若湿热久蕴，煎熬尿液，日积月累，结成砂石，则发为石淋；若湿热蕴结，膀胱气化不利，不能分清别浊，脂液随小便而出，则发为膏淋。恼怒伤肝，肝失疏泄，或气滞不会，郁于下焦，致肝气郁结，膀胱气化不利，发为气淋。久淋不愈，湿热耗伤正气，或劳累过度，房室不节，或年老，久病，体弱，皆可致脾肾亏虚。脾虚而中气不足，气虚下陷，则发为气淋；若肾虚而下元不固，肾失固摄，不能制约脂液，脂液下注，随尿而出，则发为膏淋；若肾虚而阴虚火旺，火热灼伤脉络，血随尿出，则发为血淋；病久伤正，遇劳即发者，则为劳淋。

“诸淋者，由肾虚而膀胱热故也。”淋证的病位在肾与膀胱，且与肝脾有关。其病机主要是肾虚，膀胱湿热，气化失司。肾与膀胱相表里，肾气的盛衰，直接影响膀胱的气化与开合。淋证日久不愈，热伤阴，湿伤阳，易致肾虚；肾虚日久，湿热秽浊邪毒容易侵入膀胱，引起淋证的反复发作。因此，肾虚与膀胱湿热在淋证的发生、发展及病机转化中具有重要的意义。淋证有虚有实，初病多实，久病多虚，初病体弱及久病患者，亦可虚实并见。实证多在膀胱和肝，虚证多在肾和脾。

(2) 西医病因病机

西医学的泌尿系感染、泌尿系结石、泌尿系肿瘤、乳糜尿等，当临床表现为淋证时，属于中医学“淋证”范畴。西医学认为：任何致病菌均可引起尿路感染，绝大多数革兰阴性杆菌，如大肠杆菌、副大肠杆菌、变形杆菌、绿脓杆菌、产气杆菌等。急性与无并发症的尿路感染，约85%为大肠杆菌引起。球菌感染较少见。人体多存在易感因素，如：尿路梗阻、损伤、畸形，机体抵抗力下降以及遗传因素所导致的尿路黏膜抗感染能力缺陷等，皆易发生尿路感染。细菌进入膀胱后，与膀胱黏膜上的受体相结合，黏附于膀胱壁上滋长繁殖，引起膀胱炎，这种细菌黏附现象是引起尿路感染的一个重要环节。膀胱炎后可影响膀胱壁段输尿管及其管口功能，导致膀胱输尿管回流，使感染尿液逆流而上。细菌的内毒素可显著地降低输尿管蠕动，使输尿管内尿液郁滞，压力增高，形成生理性梗阻，这都是淋证临床表现的机理。

29.1.3 临床表现

淋证以小便频急，滴沥不尽，尿道涩痛，小腹拘急，痛引腰腹为基本特征。其起病或急或缓，其病程或长或短，长者久淋不已，时作时止，遇劳即发。小便频急者每日小便可达数十次，而每次尿量较少，或伴有发热，小便热赤；或小便排出砂石，排尿时尿流中断，腰腹绞痛难忍；或尿中带血或夹有血块；或小便浑浊如米泔或滑腻如脂膏，种种不一。病久或反复发作后，常伴有低热，腰痛，小腹坠胀，疲劳等症。

29.1.4 临床诊断

(1) 中医诊断

1）具有淋证的小便频急，滴沥不尽，尿道涩痛，小腹拘急，痛引腰腹等基本临床特征。尚可有各种淋证各自的特征。

2）病久或反复发作后，常伴有低热，腰痛，小腹坠胀，疲劳等症。

3）多见于已婚女性，每因劳累过度，情志变化，感受外邪而诱发。

(2) 西医诊断

淋证尿常规检查，如以白细胞增多为主，多考虑泌尿道感染及炎症，也可作中段尿细菌培养、尿亚硝酸盐试验等。尿微量蛋白定量、静脉肾盂造影、X 线摄片等有助于上、下尿路感染的鉴别。如泌尿道结核，可行尿沉渣及结核杆菌素试验。此外，X 线腹部摄片、肾盂造影、双肾及膀胱 B 超、膀胱镜等，可明确诊断。

29.2 药酒技术在淋证中的应用

29.2.1 技术一

药物组成 黄芪、黄精、熟地、党参各 8g，当归 4g，杜仲、枸杞子各 8g，川芎 3g，红枣 10g，何首乌、菟丝子各 5g，白酒 500ml。

制备方法 将前 11 味共为粗末，入布袋，置容器中，加入白酒、密封、浸泡 14 天后，过滤去渣，即成。

用法 每次服 20～30ml，日服 2 次。

主治 主治疲乏无力、小便淋漓、腰膝背痛、动则气促。

29.2.2 技术二

药物组成 南藤 30g，白酒 500ml。

制备方法 将南藤洗净，切碎，置容器中，加入白酒、密封、浸泡10天后，过滤去渣，即成。

用法 冬季服用。每次服10～15ml，日服2次。

主治 主治热淋、茎中痛、手术后疼痛。

29.2.3 技术三

药物组成 鲜车前草30g（干品15g），黄酒100ml。或加陈皮、白糖各适量。湿热毒甚加龙胆草15g。

制备方法 黄酒煎服，去渣，待用。

用法 每日1剂，分2次服。

主治 主治热淋、小腹胀满。

29.2.4 技术四

药物组成 腹水草10～15g，白酒20～30ml。

制备方法 将上药洗净，切碎，放入砂锅中，加水50ml，煎数沸后，再加入白酒文火煎至减半，过滤去渣，待用。

用法 每日1剂，分2次服。随制随服。

主治 主治淋病、白浊等。

29.2.5 技术五

药物组成 生地榆、白茅根各50g，木通、车前子各30g，低度白酒500ml。

制备方法 将前4味切碎，置容器中，加入白酒，密封，隔水煮30分钟，浸泡1～2宿，过滤去渣，待用。

用法 每次服15～30ml，日服3次。

主治 主治热淋、血淋、兼治血尿。

30 癃闭

30.1 癃闭概述

30.1.1 概念

癃闭是由于肾和膀胱气化失司导致的以排尿困难，全日总尿量明显减少，小便点滴而出，甚则闭塞不通为临床特征的一种病证。其中以小便不利，点滴而短少，病势较缓者称为“癃”；以小便闭塞，点滴全无，病势较急者称为“闭”。癃和闭虽有区别，但都是指排尿困难，只是轻重程度上的不同，因此多合称为癃闭。

癃闭之名，首见于《内经》，该书对癃闭的病位、病机作了概要的论述，如《素问·宣明五气篇》谓：“膀胱不利为癃，不约为遗溺”；《素问·标本病传论篇》谓：“膀胱病，小便闭”；《灵枢·本输》云：“三焦者，……实则闭癃，虚则遗溺，遗溺则补之，闭癃则泻之。”东汉殇帝姓刘名癃，由于避讳，而将癃改为“淋”，或改为“闭”。所以《伤寒论》和《金匮要略》都没有癃闭的名称，只有淋病和小便不利的记载。这一避讳影响极为深远，直至宋元，仍是淋、癃不分。如宋·《三因极一病证方论·淋闭叙论》仍说：“淋，古谓之癃，名称不同也。”元·《丹溪心法》也只有小便不利和淋的记载，而没有癃闭的名称。明代以后，始将淋、癃分开，而各成为独立的疾病。在病因病机证治方面，《诸病源候论·便病诸候》提出：“小便不通，由膀胱与肾俱有热故也。”“小便难者，此是肾与膀胱热故也。”认为二者系因热的程度不同所致，“热气大盛”则令“小便不通”；“热势极微”，故“但小便难也”。《备急千金要方·膀胱腑》已有了导尿术的记载。《丹溪心法·小便不通》认为该病有“气虚、血虚、有痰、风闭、实热”等类型，并根据辨证论治的精神，运用探吐法治疗小便不通。《景岳全书·癃闭》将癃闭的病因归纳为四个方面：有因火邪结聚小肠、膀胱者，此以水泉干涸而气门热闭不通；有因热居肝肾者，则或以败精，或以槁血，阻塞水道而不通；有因真阳下竭，元海无根，气虚而闭者；有因肝强气逆，妨碍膀胱，气实而闭者。并详细阐述了气虚而闭的病理机转。

30.1.2 病因病机

(1) 中医病因病机

癃闭的病因主要有外邪侵袭、饮食不节、情志内伤、瘀浊内停、体虚久病五种。下阴不洁，湿热侵袭，膀胱湿热阻滞，气化不利，小便不通，或尿量极少，而为癃闭；或热邪袭肺，肺热气壅，肺气不能肃降，津液输布失常，水道通调不利，不能下输膀胱；又因热气过盛，下移膀胱，以致上下焦均为热气闭阻，气化不利，而成癃闭。过食辛辣肥腻，酿湿生热，湿热不解，下注膀胱，或饮食不足，脾虚清气不能上升，则浊气难以下降，小便因而不通，而成癃闭。七情所伤，引起肝气郁结，疏泄不及，从而影响三焦水液的运行和气化功能，致使水道通调受阻，形成癃闭。阻塞瘀血败精，或肿块结石，阻塞尿道，小便难以排出，因而形成癃闭。年老体弱或久病体虚，肾阳不足，命门火衰，气不化水，是以“无阳则阴无以化”，而致尿不得出；或因下焦炽热，日久不愈，耗损津液，以致肾阴亏虚，水府枯竭，而成癃闭。

水液的吸收、运行、排泄，还有赖于三焦的气化和肺脾肾的通调、转输、蒸化，故癃闭的病位还与三焦、肺脾肾密切相关。上焦之气不化，当责之于肺，肺失其职，则不能通调水道，下输膀胱；中焦之气不化，当责之于脾，脾气虚弱，则不能升清降浊；下焦之气不化，当责之于肾，肾阳亏虚，气不化水，肾阴不足，水府枯竭，均可导致癃闭。肝郁气滞，使三焦气化不利，也会发生癃闭。此外，各种原因引起的尿路阻塞，均可引起癃闭。基本病机可归纳为三焦气化不利，或尿路阻塞，导致肾和膀胱气化失司。

（2）西医病因病机

癃闭相当于西医学中各种原因引起的尿潴留和无尿症。其神经性尿闭、膀胱括约肌痉挛、尿路结石、尿路肿瘤、尿路损伤、尿道狭窄、老年人前列腺增生症、脊髓炎等病所出现的尿潴留及肾功能不全引起的少尿、无尿症。临床上将24小时尿量少于400ml称为少尿，24小时尿量少于100ml称为无尿。少尿与无尿的原因可以分为：由于肾脏灌注不足造成，肾小球滤过下降所致的少尿或无尿，如心力衰竭、休克、重度低蛋白血症、肝脏疾病、严重脱水等；由于肾小球的滤过功能受损和或肾小管坏死肿胀堵塞，导致无法产生尿液，此类最为常见，如急性肾炎、急性肾小管坏死、尿毒症、急性肾功能衰竭、狼疮性肾炎等；由于结石或肿瘤占位造成的尿道堵塞，使尿潴留在膀胱内，排不出来，堵塞的时间过长，同样可以导致肾脏受伤，不产生尿液。少尿、无尿持续的时间越长预后越差，甚至可以造成不可逆的损害。

30.1.3 临床表现

本病以排尿困难，全日总尿量明显减少，甚至小便闭塞不通，点滴全无为主要临床表现。起病或突然发生，或逐渐形成。一般在癃的阶段表现为小便不利，排尿滴沥不尽，或排尿无力，或尿流变细，或尿流突然中断，全日总尿量明显减少；在闭的阶段表现为小便不通，全日总尿量极少，甚至点滴全无，或小便欲解不出，小腹满胀，状如覆碗。尿闭可突然发生，亦可由癃逐渐发展而来。病情严重时，尚可出现头晕，胸闷气促，恶心呕吐，口气秽浊，水肿，甚至烦躁，神昏等症。尿道无疼痛感觉。

30.1.4 临床诊断

(1) 中医诊断

1）起病急骤或逐渐加重，主症为小便不利、点滴不畅，或小便闭塞，点滴全无。

2）触诊、叩小腹可发现膀胱明显膨隆等水蓄膀胱证候，或查膀胱内无尿液，甚伴有水肿、头晕、喘促等肾元衰竭证候。

3）多见于老年男性或产后妇女及腹部手术后患者，或患有水肿、淋证、消渴等，迁延日久不愈之病人。

(2) 西医诊断

癃闭病证首先应通过体格检查与膀胱B超判断有否尿潴留，有尿潴留者，再作尿流动力学检查，以明确是否有机械性尿路阻塞，有尿路阻塞者，再通过肛门指诊、B超、腹部X线摄片、膀胱镜以及前列腺癌特异性抗原等检查以明确尿路阻塞的原因。无尿路阻塞的尿潴留患者可考虑脊髓炎、神经性膀胱炎，做相应的神经系统检查。对无尿潴留的癃闭患者应考虑肾功能衰竭，进一步查血肾功能、血常规、血钙磷，B超及X线摄片查双肾大小，帮助鉴别急性或慢性肾功能衰竭。

30.2 药酒技术在癃闭中的应用

30.2.1 技术一

药物组成 酸浆草（鲜者为佳）300g，醇酒适量。

制备方法 将酸浆草捣研取自然汁，与等量黄酒相和匀后即成。

用法 每次服30~50ml，1次服下，不应再服。

主治 主治小便不通，小腹气胀满闷。

30.2.2 技术二

药物组成 淡竹叶30~100g，白酒500ml。

制备方法 将上药捣碎，入布袋、置容器中，加入白酒，密封，浸泡3日后，去渣，即成。

用法　不拘时，适量饮用。

主治　主治风热、心烦、小便不利。

30.2.3　技术三

药物组成　商陆24g，黄酒250ml。

制备方法　将上药切薄片，入布袋、置容器中，加入黄酒，密封，浸泡3～5日后，去渣即成。

用法　每次服20～40ml，日服3次。

主治　主治水肿胀满、大便秘结、小便不利等。

30.2.4　技术四

药物组成　麻黄（去节）20g，桔梗7g，黄酒350ml。

制备方法　将前2味药切碎，置砂锅中，加入黄酒，用文火煎至170ml，去渣即成。

用法　徐徐温服，令汗出为度。

主治　主治小便不利、头面浮肿等症。

30.2.5　技术五

药物组成　满天星、鲜车前草各20g，黄酒适量。

制备方法　将前2味洗净，用布包好，放在淘米水中（跑米一品碗），榨出绿水，与等量黄酒，加入白糖20～30g，待溶解后，即成。

用法　1次顿服，未通再服。

主治　主治小便不利、热胀。

31 阳痿

31.1 阳痿概述

31.1.1 概念

阳痿是指青壮年男子，由于虚损、惊恐、湿热等原因，致使宗筋失养而弛纵，引起阴茎痿弱不起，临房举而不坚，或坚而不能持久的一种病证。

《素问·阴阳应象大论篇》和《灵枢·邪气脏腑病形》称阳痿为“阴痿”，《灵枢·经筋》称为“阴器不用”，在《素问·痿论篇》中又称为“筋痿”：“思想无穷，所愿不得，意淫于外，入房太甚，宗筋弛纵，发为筋痿。”《内经》把阳痿的病因归之于“气大衰而不起不用”、“热则纵挺不收”、“思想无穷，所愿不得”和“入房太甚”，认识到气衰、邪热、情志和房劳可引起本病。《诸病源候论·虚劳阴痿候》说：“劳伤于肾，肾虚不能荣于阴器，故痿弱也。”认为本病由劳伤及肾虚引起。《济生方·虚损论治》提出真阳衰惫可致阳事不举。《明医杂著·男子阴痿》指出除命门火衰外，郁火甚也可致阴痿。至明《景岳全书》立《阳痿》篇，始以阳痿名本病。该书论述其病因病机和治疗都较全面。

31.1.2 病因病机

(1) 中医病因病机

房劳太过，或少年误犯手淫，或早婚，以致精气亏虚，命门火衰，发为阳痿。若忧愁思虑不解，饮食不调，损伤心脾，病及阳明冲脉，以致气血两虚，宗筋失养，而成阳痿。恐惧伤肾大惊卒恐，惊则气乱，恐则伤肾，恐则气下，渐至阳道不振，举而不坚，导致阳痿。肝郁不舒，肝主筋，阴器为宗筋之汇。若情志不遂，忧思郁怒，肝失疏泄条达，不能疏通血气而畅达前阴，则宗筋所聚无能。过食肥甘，伤脾碍胃，生湿蕴热，湿热下注，热则宗筋弛纵，阳事不兴，可导致阳痿。

阳痿的病因比较复杂，但以房劳太过，频犯手淫为多见。病位在肾，并与脾、胃、肝关系密切。病机主要有上述五种，并最终导致宗筋失养而弛纵，发为阳痿。五者中以命门火衰较为多见，而湿热下注较少。

(2) 西医病因病机

阳痿病证在西医学中为男子性功能障碍和某些慢性疾病，临床表现以阳痿为主者。阳痿的病因复杂，病理机制的研究正处在逐步完善之中，其确切的发病机制目前尚不十分清楚。根据阳痿发生的原因，可分为心理性、器质性和医源性三大类。心理性阳痿约占阳痿总数的85%～90%，是最常见的性功能障碍性疾病。病人并没有引起性功能障碍的器质性疾病，而性交时阴茎却不能勃起其机制可能是由于多种精神心理因素干扰了大脑性中枢，使大脑性神经中枢得不到足够的兴奋所致；器质性阳痿虽然只约占阳痿总数的10%～15%，但其病因较多，病理复杂，总的来说有先天异常，疾病，药物影响，医源性等几方面所致。

31.1.3　临床表现

阳痿的临床表现以阴茎痿弱不起，临房举而不坚，或坚而不能持久为主。阳痿常与遗精、早泄并见。常伴有神疲乏力，腰酸膝软，头晕耳鸣，畏寒肢冷，阴囊阴茎冷缩，或局部冷湿，精液清稀冰冷，精少或精子活动力低下，或会阴部坠胀疼痛，小便不畅，滴沥不尽，或小便清白，频多等症。

31.1.4　临床诊断

(1) 中医诊断

1）成年男子性交时，阴茎痿而不举，或举而不坚，或坚而不久，无法进行正常性生活。但除外阴茎发育不良引起的性交不能。

2）常有神疲乏力，腰酸膝软，畏寒肢冷，夜寐不安，精神苦闷，或小便不畅，滴沥不尽等症。

3）常有房劳过度，手淫频繁，久病体弱，或有消渴、惊悸、郁证等病史。

(2) 西医诊断

阳痿在西医学上有精神性与器质性之别，除常规检查尿常规、前列腺液、血脂外，还可以做夜间阴茎勃起试验，以鉴别精神性与器质性疾病。如属后者应查血糖、睾酮、促性腺激素等，检查有无内分泌疾病。还需作多普勒超声、阴茎动脉测压等，确定有否阴茎血流障碍。排除上述疾病后，酌情可查肌电图、脑电图以了解是否属神经性疾患。

31.2　药酒技术在阳痿中的应用

31.2.1　技术一

药物组成　淫羊藿（全干草）500g，白酒1.5kg。

制备方法 将淫羊藿与酒同浸泡在密封的容器内，7天7夜（前4天4夜温度在50℃以上，后3天3夜在5~8℃内）后，过滤取酒服用。

用法 每服10~20ml，日服3次。

主治 主治阳痿。

31.2.2 技术二

药物组成 鹿茸20g，冬虫夏草90g，高粱酒1500ml。

制备方法 将上药制成饮片，浸入酒中泡10天后取酒饮用。

用法 每次饮20~30ml，每临睡前饮服。

主治 主治阳痿。

31.2.3 技术三

药物组成 党参、熟地、枸杞子各15g，沙苑蒺藜、淫羊藿、母丁香各10g，远志肉、沉香各4g，荔枝肉7个，白酒1000ml。

制备方法 将前9味捣碎，入布袋，置容器中，加入白酒，密封，浸泡3天后放热水中煮15分钟，再放冷水中去火毒，过3周后，过滤去渣，即成。

用法 每次饮15~30ml，每日早、晚各服1次。

主治 主治阳痿不举。

31.2.4 技术四

药物组成 老虎须草240g，香花草60g，木贼草45g，近江龙45g，白酒1500ml。

制备方法 将前4味洗净，切碎，置容器中，加入白酒，密封，浸泡5~10天后，过滤去渣，即成。

用法 每次饮30~50ml，日服2次。

主治 主治阳痿日久，完全不举者尤宜。

31.2.5 技术五

药物组成 红参30g，海马15g，鹿茸9g，海狗肾（炙）1对，淫羊藿、菟丝子、肉苁蓉各30g，韭菜子60g，白酒1000ml。

制备方法 将前8味捣碎，置容器中，加入白酒，密封，浸泡14天后，过滤去渣，即成。

用法 每晚于临卧前服30ml。

主治 主治阳痿不举、腰膝酸软、精神倦怠等症。

31.2.6 技术六

药物组成 淫羊藿300g，仙茅120g，雄黄60g，当归240g，黄柏60g，列当、知母各120g，白酒7500ml。

制备方法 将前7味切碎，置容器中，加入白酒，密封，桑柴武火悬瓶隔水煮6小时，再埋地下3天去火毒，取出，浸泡7天后捞出药渣，过滤去渣即成。药渣再晒干研为细末，稻米面打为糊丸如梧桐子大，贮瓶备用。

用法 每次服药酒30ml，药丸30粒，每日早、晚各服1次。

主治 主治男子阳痿、遗精、滑精、白浊、小便淋漓不尽；诸虚亏损、五劳七伤；妇女赤白带下，月经不调、肚冷脐痛，不孕等症。

32 遗精

32.1 遗精概述

32.1.1 概念

遗精是指因脾肾亏虚，精关不固，或火旺湿热，扰动精室所致的以不因性生活而精液频繁遗泄为临床特征的病证。本病发病因素比较复杂，主要有房室不节，先天不足，用心过度，思欲不遂，饮食不节，湿热侵袭等。有梦而遗精者，称为梦遗；无梦而遗精，甚至清醒时精液自出者，称为滑精。

本病为男科疾病，其发病近年有增多之势，中医药治疗有较好的疗效。本病的记载，始见于《内经》，《灵枢·本神》篇说："怵惕思虑则伤神，神伤则恐惧，流淫而不止。……恐惧而不解则伤精，精伤则骨酸痿厥，精时自下。"叙述了遗精的病因。遗精一证，在《金匮要略·血痹虚劳病脉证并治》中称"失精"和"梦失精"，并提出了治疗的方药。《诸病源候论·虚劳病诸候》指出本病的病机有肾气虚弱和见闻感触等："肾气虚弱，故精溢也。见闻感触，则动肾气，肾藏精，今虚弱不能制于精，故因见闻而精溢出也。"

《普济本事方·膀胱疝气小肠精漏》载有治遗精方四首，该书正式提出了遗精和梦遗的名称。《丹溪心法·遗精》认为遗精的病因在肾虚之外，还有湿热："精滑专主湿热，黄柏、知母降火，牡蛎粉、蛤粉燥湿。"至明代，对遗精的认识渐趋完善。如《医宗必读·遗精》指出五脏之病皆可引起遗精："苟一脏不得其正，甚则必害心肾之主精者焉"。《景岳全书·遗精》比较全面的归纳出遗精之证有九种，并分别提出了治法方药。

32.1.2 病因病机

(1) 中医病因病机

本病的发病多由于房室不节，先天不足，用心过度，思欲不遂，饮食不节，湿热侵袭等所致。劳心过度，心阴暗耗，心火偏亢，心火不能下交于肾，肾水不能上济于心，心肾不交，水亏火旺，扰动精室，发为遗精。湿热痰火下注饮食不节，醇酒厚味，损伤脾胃，酿湿生热，或蕴痰化火，湿热痰火流注于下；或湿热之邪侵袭下焦，湿热痰火扰动精室，发为遗精。劳伤心脾素禀心脾亏虚，或劳心太过，或体劳太过，以致心脾亏虚，气不摄精，发为遗精。肾虚不固先天不足，禀赋素亏；或青年早婚，房室过度；或少年无知，频犯手淫，导致肾精亏虚。若致肾气虚或肾阳虚，则下元虚惫，精关不固，而致滑精。《素问·六节藏象论篇》说："肾者主蛰，封藏之本，精之处也。"《景岳全书·遗精》指出："精之藏制虽在肾，而精之主宰则在心，故精之蓄泄无非听命于心。"故遗精的病位主要在肾和心，并与脾、肝密切相关。病机主要是君相火旺，扰动精室；湿热痰火下注，扰动精室；劳伤心脾，气不摄精；肾精亏虚，精关不固。

(2) 西医病因病机

西医学遗精是指在无性交情况下发生射精现象，据统计80%的男性都有这种现象，这种现象大部分夜间睡眠中发生，一般遗精的频度可以从1~2周1次到4~5周1次不等，均属正常，若一周内有几次或一夜几次遗精，就属于一种病理现象，引起遗精主要是皮层中枢，脊髓中枢的功能紊乱，以及因生殖系统某些疾病所致。如：长时间精神因素刺激使性活动中枢神经受到刺激而造成遗精；体质虚弱，大脑皮层功能不全，失去对低级性中枢的控制，而勃起中枢和射精中枢的兴奋性增强，也会发生遗精；包茎，包皮过长，尿道炎，前列腺炎等，这些病变可以刺激性器官而发生遗精。

32.1.3 临床表现

不因性生活而精液频繁遗泄，每周2次以上，或在睡中有梦而遗，或在睡中无梦而遗，或有少量精液随尿而外流，甚者可在清醒时自行流出，常伴有头晕，耳鸣，健忘，心悸，失眠，腰酸膝软，精神萎靡，或尿时不爽，少腹及阴部作胀不适等症状。多因劳倦过度，用心太过，恣情纵欲，感触见闻，饮食辛辣等因素诱发。

32.1.4 临床诊断

(1) 中医诊断

1）已婚男子不因性生活而精液自出，或在睡眠中发生，或在清醒时发生遗精，每周超过1次以上；或未婚男子频繁发生精液遗泄，每周超过2次以上，伴有耳鸣，头昏，健忘，失眠，神倦乏力，腰酸膝软等症，并持续1个月以上者，即可诊断为遗精。

2）常有恣情纵欲，情志内伤，久嗜醇酒厚味等病史。

(2) 西医诊断

遗精一证在西医学中常可伴见于多种器质性疾病中。体格检查有无包茎、包皮过长、包皮垢刺激。直肠指诊、前列腺B超及精液常规等检查，有助于病因诊断。精液抗原检查可帮助发现精囊炎。

32.2 药酒技术在遗精中的应用

32.2.1 技术一

药物组成 人参、白茯苓、麦冬各60g，生地、枸杞子各150g，杏仁 80g，白酒1500ml。

制备方法 将人参、白茯苓研为细面；麦冬、杏仁、生地、枸杞子粗碎，置砂锅中，加水2500ml。煎至1000ml，连同白酒置瓷锅中煮至2000ml，倒入瓶中，再将上述人参、白茯苓倒入瓶中，密封，浸泡7天后，即可取用。

用法 每次空腹服15～25ml，每日早、晚各1次。

主治 主治遗精、腰膝软弱、头晕身倦、大便秘结、肌肤不泽、面容憔悴。

32.2.2 技术二

药物组成 何首乌24g，当归12g，生地黄16g，黑芝麻仁12g，白酒500ml。

制备方法 将前4味捣碎，入布袋，置容器中，加入白酒，隔水以文火煮数沸，取出待冷后，密封，浸泡7天后，过滤去渣，即成。

用法 每次服20ml，日服2次。

主治 主治阴虚血枯、腰膝酸痛、遗精、带下、须发早白等症。

32.2.3 技术三

药物组成 干地黄、枸杞子、肉苁蓉各80g，山茱萸、怀山药、菟丝子、女贞子、川续断（盐炒）各40g，狗脊10g，白芍20g，30度白酒10.54ml，蔗糖700g。

制备方法 将前10味粗碎，置容器中，加入白酒和蔗糖，密封，浸泡7天后，过滤去渣，即得。

用法 每次服30～50ml，日服2次。

主治 主治肾精不足、遗精、阳痿、早泄，妇女白带、月经量少等。